妇儿常见皮肤病中医特色诊疗

主编　郭静

人民卫生出版社
·北　京·

图书在版编目（CIP）数据

妇儿常见皮肤病中医特色诊疗 / 郭静主编. — 北京：人民卫生出版社，2024.5

ISBN 978-7-117-36279-5

Ⅰ. ①妇…　Ⅱ. ①郭…　Ⅲ. ①女性 – 皮肤病 – 中医治疗法 ②儿童 – 皮肤病 – 中医治疗法　Ⅳ. ①R275

中国国家版本馆 CIP 数据核字（2024）第 088268 号

妇儿常见皮肤病中医特色诊疗
Fu'er Changjian Pifubing Zhongyi Tese Zhenliao

主　　编：郭　静
出版发行：人民卫生出版社（中继线 010-59780011）
地　　址：北京市朝阳区潘家园南里 19 号
邮　　编：100021
E - mail：pmph @ pmph.com
购书热线：010-59787592　010-59787584　010-65264830
印　　刷：天津市光明印务有限公司
经　　销：新华书店
开　　本：710 × 1000　1/16　　印张：11
字　　数：186 千字
版　　次：2024 年 5 月第 1 版
印　　次：2024 年 6 月第 1 次印刷
标准书号：ISBN 978-7-117-36279-5
定　　价：69.00 元
打击盗版举报电话：010-59787491　E-mail：WQ @ pmph.com
质量问题联系电话：010-59787234　E-mail：zhiliang @ pmph.com
数字融合服务电话：4001118166　E-mail：zengzhi @ pmph.com

主　　审　艾儒棣

主　　编　郭　静

副 主 编　陈明岭　雷　晴　肖　敏

编　　委　文　怡　向　红　杜艾媛　杨　川
　　　　　　王　宇　余倩颖　温丽娟　夏　婷
　　　　　　周　珊　白耀琳　杨峥茹　张雪珥

参编人员（按姓氏笔画排序）
　　　　　　王彦瑾　车宇慧　刘　娥　陈木兰
　　　　　　易春凤　赵建雄　姚业静　高鸿锦
　　　　　　雷　静　魏　波

秘　　书　杨峥茹（兼）

艾 序

自古以来，医生在治疗妇科病及小儿病方面是持谨慎态度的，因为妇女疾病具有特殊性，与生理特征有密切的关系，故必须仔细辨证，稍有不慎就会出现失误，故称难治；小儿科又称哑科，小儿身体柔弱，易虚易实，加之言语不清，多由父母代述，医者必须仔细分析，才能正确辨证施治，否则会发生失误，故亦称难治。今由成都中医药大学附属医院郭静教授主编的《妇儿常见皮肤病中医特色诊疗》一书，汇集了常见皮肤病 29 种，不少皮肤病也是比较难治的。辨证论治从气血津液、脏腑病变入手，内治以消、托、补为大法，外治分药物疗法和其他疗法，内容悉备。本书有不少特点，举例如下：

一、从血分入手，治疗妇人血风瘾疹瘙痒。用当归饮子治疗血虚引起的慢性瘾疹瘙痒，在临床上是常见的，配有恰当外治。

二、治疗妇女银屑病，用犀角地黄汤加减治疗血分热甚者，在临床上亦是常见证候，配有相应外治。

三、治疗脂溢性皮炎，对湿热证用龙胆泻肝汤加减，血虚证用消风散合当归饮子，外治亦颇具特点。

四、治疗油风，肝郁者用丹栀逍遥散加减，血瘀者用通窍活血汤加减，气血俱虚者用八珍汤加减，肝肾虚者用神应养真丹加减，外治颇为详尽。

由于内容丰富，不一一举例。本书理论联系临床，专门针对妇女、儿童的皮肤病而设，颇具特点，值得学习。短短数语，以弁书端，是为序。

成都中医药大学附属医院皮肤科　艾儒棣

于芙蓉城西耕读斋

2021 年 9 月

目　录

上篇　总　论

中篇　妇女皮肤病

下篇 儿童皮肤病

上篇

总论

第一章
妇女儿童皮肤生理病理特点

一、皮肤生理特点

皮肤是人体最大的器官，覆盖在人体的表面，形成人体的第一道防线，皮肤在人体生命过程中，发挥着重要的屏障作用。皮肤的组织结构分为表皮、真皮和皮下组织三层，其间含有皮肤附属器及丰富的血管、淋巴管、神经等。

皮肤具有重要的生理功能，具体表现在以下几方面：

1．屏障作用 皮肤一方面保护机体内各种器官和组织免受外界环境中机械、物理、化学和生物等有害因素的损伤；另一方面可防止组织内的各种营养物质、电解质和水分的流失。

2．感觉作用 皮肤内分布有感觉神经及运动神经，其神经末梢和特殊感受器广泛地分布在表皮、真皮及皮下组织内，以感知触、冷、温、痛、压、痒等各种感觉，引起相应的神经反射，维护机体的健康。

3．调节体温作用 皮肤是体内散发热量的重要器官，可以通过皮肤血管收缩、立毛、减少排汗等形式来调节体温，也可以通过辐射、对流、传导、蒸发等物理方式来散发热量。

4．吸收作用 皮肤具有吸收外界物质的能力，这种吸收是通过角质层、毛囊、皮脂腺和汗腺完成的，称为经皮吸收、渗透或透入，其对维护身体健康是不可缺少的，同时也是现代皮肤科外用药物治疗皮肤病的理论基础。

5．分泌和排泄作用 皮肤具有一定的分泌和排泄功能，这主要是通过汗腺分泌汗液、皮脂腺排泄皮脂进行的，排汗的同时具有散热功能。

二、中医对皮肤生理特点的认识

《灵枢·经脉》："人始生，先成精，精成而脑髓生，骨为干，脉为营，筋为刚，肉为墙，皮肤坚而毛发长。"中医认为，皮肤是人体卫外的屏障，是人体的重要组织。人体外在的结构包括皮、毛、肉、筋、脉、骨、髓，内在即为脏与腑。皮肤在表，脏腑在里，二者存在表里关系。

（一）皮肤与脏腑的关系

脏腑是内脏的总称，根据脏腑的生理功能特点，可分为脏、腑和奇恒之腑。脏腑的功能是机体生命活动与形体生长的重要基础。皮肤的生理与功能依赖于脏腑的功能，故有“脏居于内，象见于外”之说。《素问·六节藏象论》：“心者，生之本，神之处也；其华在面，其充在血脉，为阳中之太阳，通于夏气。肺者，气之本，魄之处也；其华在毛，其充在皮，为阳中之太阴，通于秋气。肾者，主蛰，封藏之本，精之处也；其华在发，其充在骨，为阴中之少阴，通于冬气。肝者，罢极之本，魂之居也；其华在爪，其充在筋，以生血气，其味酸，其色苍，此为阳中之少阳，通于春气。脾、胃、大肠、小肠、三焦、膀胱者，仓廪之本，营之居也，名曰器，能化糟粕，转味而入出者也，其华在唇四白，其充在肌，其味甘，其色黄，此至阴之类，通于土气。”说明皮肤与五脏均有关系，尤其是肺主皮毛，皮肤与肺的关系更为密切。

1．肺与皮肤　肺的生理功能是主气，司呼吸，有宣发肃降的作用，而且通调水道，外合皮毛。肺将水谷精微布散到皮毛，充养皮毛，使毛发光泽。如《素问·经脉别论》所说：“食气入胃，浊气归心，淫精于脉，脉气流经，经气归于肺，肺朝百脉，输精于皮毛。”若肺气亏虚，则皮毛憔悴，故《灵枢·经脉》曰：“手太阴气绝，则皮毛焦。”肺还可以宣发卫气，外达皮肤，发挥“卫外”的功能。卫气充于皮肉之间主要有三种作用：温养皮肤、协助皮肤抵御外邪、控制汗孔的开合。若肺虚卫气不充，病人肤冷畏寒，汗出较多，而且抵抗力下降，易感外邪。若肺经受邪，在皮肤病临床表现为风团、丘疹、红斑、肌肤甲错，伴鼻燥咽干，或干咳无痰等。肺为病，常见皮肤病为酒渣鼻、痤疮等。

2．心与皮肤　心的生理功能为主血脉，是人体的血液运行动力；又主神明，开窍于舌，其华在面。心气旺，血行顺畅，则面色红润光泽；反之，则面色皖白，甚至面色青紫。心经的别络上行于舌，因而心的气血上通于舌，以保持舌的生理功能。如果心有了病变，可以从舌体上反映出来。如心火上炎则舌质红，甚至舌体糜烂。凡火毒为病，均系心经所主，热微则痒，热甚则痛。若心经受邪，临床表现为皮肤焮红、灼热、斑疹、糜烂、血痂、脓液、结节，舌烂，甚则可见壮热、谵妄、精神失常、昏迷不醒等。心为病，常见皮肤病为疖、红皮病、血管炎、天疱疮等。

3．脾与皮肤　脾的生理功能为主运化、主统血、主肌肉及四肢，开窍于口，其华在唇。食物的消化吸收、营养物质及水分的转输皆依赖于脾的功能。脾又可以统摄血液，使其不溢出脉外。脾气健运，气血生化有源，气能摄血，则血有所统摄而不溢出脉外。若脾气虚衰，则血离脉道，出现各种出血症状。“脾胃为后天之本”，脾胃运化水谷精微，以营养肌肉。脾胃运化功能强则水谷精微吸收好，体内营养全面，五脏六腑、肌肉骨骼、皮肤得以濡养。所以脾胃的功能是否正常，关系到肌肉的壮实与衰萎。张志聪在注释《素问·五脏生成》时说“脾主运化水谷精微，以生养肌肉，故主肉”。脾“开窍于口，其华在唇”，脾主运化，功能健全则化生气充足，口唇红润，而且津液得以上承，可以分泌涎唾以助消化。如脾气健旺则口唇红润、光泽；反之则口唇萎黄不泽。脾喜燥恶湿，湿邪致病多因脾阳虚，运化失职所致。若脾经受邪，临床表现为丘疱疹、水疱、渗液、糜烂、皮肤角化萎缩、皮下痰核、紫癜，或伴有消化不良，如胃纳不香、食不消化或厌食、便溏、腹泻等。脾为病，常见皮肤病种为湿疹、皮肌炎、结核、紫癜性皮病、过敏性紫癜等。

4. 肝与皮肤 肝的生理功能为主疏泄、藏血、主筋，肝开窍于目，其华在爪。肝气喜条达舒畅，肝的疏泄功能正常，则气的运动、疏散畅通，血液运行和津液输布也随之通畅无阻，经络通利，脏腑器官活动协调；反之肝失疏泄，则肝气郁结，出现易怒、胁痛、痞满症状，重则气滞血瘀，出现胸胁刺痛等症状，同时津液运行也会受到影响。肝主筋，全身的筋膜依赖肝血的濡养，即肝获得的精气布散到筋膜，发挥濡养的功能。《素问·经脉别论》“食气入胃，散精于肝，淫气于筋”。因此肝血的盛衰关系到人体肢节的运动。“爪为筋之余”，爪甲的荣枯也与肝血密切相关。肝血足，则筋强力壮，爪甲坚韧；肝血虚，则筋虚弱无力，爪甲多薄而软，甚至变形而脆裂。若肝经受邪，临床表现为丘疹、斑丘疹、苔藓化、色素沉着、皮肤干燥、鳞屑等，伴有双目发红、脘腹胀痛、燥痒、胁肋窜痛、易怒，甚至手足抽搐、痉挛、角弓反张等。肝为病，常见皮肤病种为带状疱疹、瘙痒症、甲病等。

5. 肾与皮肤 肾为先天之本，生理功能为藏精、主骨生髓，具有泌尿和生殖的功能，宜藏不宜泄，故有肾多虚证之说。肾又主纳气，主水。肾开窍于耳及二阴，其华在发。“发为血之余”，精又与血互生，精足则血旺，毛发光泽。所以发的生长、脱落、润泽、枯槁均与肾的精气盛衰有关。青壮年肾精充足，毛发光泽；老年人肾气衰，毛发变白而脱落。若肾经受邪，临床表现为耳目黧黑、秃发、生长迟缓、早衰、健忘、齿枯、腰酸、耳鸣、怕冷、浮肿，以及泌尿和生殖的功能障碍。肾为病，常见皮肤病种为硬皮病、黑毛舌、艾迪生病等。

6. 腠理与皮肤 腠理即肌肉和皮肤的纹理。古人认为，肌肉和皮肤的间隙相互沟通，共称腠理。腠理是外邪入侵人体的门户。《金匮要略·脏腑经络先后病脉证》：“腠者，是三焦通会元真之处，为血气所注。”腠理与三焦相通，主司津液渗泄，三焦中的元气和津液向外流入腠理，濡养肌肤，并且保持体内外的气体交换。人体毫毛和孔窍均属腠理主管，如汗不透则皮死，故病后则皮褪，甚则脱毛，又甚则换爪甲。汗孔又名玄府、鬼门等，汗孔开口于皮肤，受腠理及卫气的调控。如腠理紧密则汗孔闭，体表无汗；腠理舒缓则汗孔开，体表多汗。人体通过腠理的疏密而影响汗孔的开合和汗液的排泄，从而调节水液代谢和体温。正如《灵枢·本脏》所说：“卫气者，所以温分肉，充皮肤，肥腠理，司开阖者也。”

毛发的生化之源，主要与冲、任两脉有关，诚如《杂病源流犀烛》所说：“冲为血海，任为阴脉之海，二脉皆起于胞中，上循腹里，其浮而外者循腹右上行，会于咽喉，列而络唇口，血气盛则充肤热肉，血独盛则渗皮肤，生毫毛。然则毛发之生，皆由二脉之盛也，明矣。”毛发生长与脏腑的盛衰、气血津液的充盈相关，如《医学入门》云“肾华在发，精气上升，则发润而黑”。毛发能反映人体经络气血的多少，正如《灵枢·阴阳二十五人》所说，“足阳明之上，血气盛则髯美长，血少气多则髯短，故气少血多则髯少，血气皆少则无髯”“足阳明之下，血气盛则下毛美长至胸”。

爪甲，手足甲也。《素问·五脏生成》谓：“肝之合，筋也；其荣，爪也。”这是因为爪是筋之余，是肝经血气有余的缘故。《医学阶梯》谓：“多食酸，则筋急而爪枯……爪有枯润，润则肝气有余，枯则肝气涸竭也。”又说：“肝应爪，爪厚色黄者胆厚；爪薄色红者胆薄；爪坚色青者胆急；爪濡色赤者胆缓；爪直色白无纹者胆直；爪恶色黑多纹者胆结。”

（二）皮肤与气血津液的关系

皮肤作为气血运行和与机体内部进行密切联系的重要器官，其与气血津液之间必然存在着重要的联系。《灵枢·邪客》言“营气者，泌其津液，注之于脉，化以为血，以荣四末，内注五脏六腑，以应刻数焉。卫气者，出其悍气之慓疾，而先行于四末分肉皮肤之间，而不休者也”。气血相互为用，为机体内外提供营养支持，人体皮肤形态的维持和生理功能的发挥也离不开气血的维系。津液即人体正常水液的总称，其不仅为人体的形态和脏腑正常功能的发挥提供营养，在滋养皮肤方面也具有重要的作用。如果人体的津液不足，就会出现皮肤干枯、口干舌燥等多种症状。皮肤的形态和生理功能的发挥都需要气血津液的支持，气血津液的虚实变化以及各自代谢功能和生理功能的失调都和皮肤的变化之间存在着重要的关系。气血津液充足的时候，人体的皮肤充满光泽，功能正常。相反如果人体的气血津液不足，皮肤就会发生各种病变，失去应有的光泽和正常功能。

三、妇人皮肤特点

男女的皮肤在解剖结构和生理功能上是有差距的，女性皮肤与男性皮肤的最大不同在于女性的毛囊和皮脂腺不发达，皮脂分泌不旺盛，因此大多数女性皮肤呈偏干性，毛少、毛孔细，较男性的皮肤细腻，柔软。

女性月经期间皮肤与日常比较会发生很大变化，主要表现为皮肤油腻，失去透明感，而且皮肤毛细血管明显，容易长粉刺、眼圈出现黑晕等。这是因为月经期间体内的孕酮波动大，皮肤的供血和皮脂分泌增多，导致毛细血管扩张，引起皮肤敏感，抵抗力降低，故而出现皮疹、毛囊感染。如果这个时期睡眠不足，过度疲劳，即可在眼睛周围出现短暂的色素沉着，这些变化通常在经期过后可自然消失。另外，皮肤对光线或化学性物质包括化妆品易发生过敏反应。

妊娠期皮肤可发生种种异常，妊娠期肾上腺功能和甲状腺功能都相对亢进，新陈代谢加快，皮肤的血液循环增加，所以排汗多，皮肤比较湿润。孕妇的面部会出现黄褐斑、蝴蝶斑，腹部及外阴部出现明显的色素沉着，乳头、乳晕变黑。而在妊娠中期以后，皮肤瘙痒多见。30 岁以后的妇女，皮肤保持水分的能力和弹性都逐渐降低，加之皮脂腺分泌能力下降和皮下脂肪的减少，皮肤与其下层组织间的联系松弛，血液循环不佳，新陈代谢亦开始衰退。脸部血色滋润程度衰退，容易出现褐斑、皱纹。

中医理论认为，妇女皮肤病的发生与五脏密切相关，其中与肝、肾关系最为密切。月经的产生与调节是女性生命周期中的重要标志，这也是女性与男性生理特点最大的不同。女性一生中随着月经周期呈现阴阳交替增长的周期状态，女性的生理特点与月经周期密切相关。《素问·上古天真论》："二七而天癸至，任脉通，太冲脉盛，月事以时下，故有子。"女子以肝为先天，月经以天癸为物质基础，以肾气为主导，肾气盛，则月事按时而至。若肾气不足，失于封藏，天癸化生不足，月事错乱，同时也容易出现黄褐斑、痤疮等皮肤病。

清代叶天士在《临证指南医案·淋带》中提到："女科病，多倍于男子，而胎产调经为主要。淋滞瘕泄，奇脉虚空，腰背脊膂，牵掣似坠，而热气反升于上。从左而起，女人以肝为先天也。"《未刻本叶氏医案》："妇科杂病，偏于肝者居半。"均揭示了女性病与肝关系密切。女子，阴类也，以血为本，以血为用，其经孕胎产乳无不与血相关，肝主藏血，肝血足，方可下注胞宫，月信如期，营养胎儿，孕产不伤，上注乳房，按需而至。同时肝主疏泄，气机通畅，月经才可按时来潮。同时女子由于生理特点，易为七情所累，致肝气郁滞，渐生他病，如黄褐斑、带状疱疹等。

总之，在妇女皮肤病的治疗中要重视肝、肾，要注重月经周期的变化，但同时也不可忽视其余脏腑经络，四诊合参，辨证治疗才为治本之道。

四、幼儿皮肤特点

儿童皮肤表皮各层发育不充分、角质层薄弱，基底层生长功能旺盛，各层表皮细胞均疏松，含水量较多，与真皮层细胞结合不紧密，易出现水疱、脱落和剥脱。真皮乳头层发育不完善，血管丰富，易致炎症出血。皮脂腺分泌旺盛，皮脂分泌较多，汗腺发育不充分，加上神经调节功能差，儿童皮肤对外部物理、化学及生物因素的耐受性比成人差，易被昆虫叮咬，微生物感染和毒物接触中毒。

婴幼儿皮肤呈粉红色，因其真皮层血管丰富，毛细血管充血所致。初生婴儿皮脂腺功能旺盛，皮脂覆盖在全身皮肤的表面，尤其面部、前胸、头发最多，起着保护、乳化、抗菌和生物调节的功能。婴儿皮肤含水量比成年人高，吸收外界水分的能力强，但是由于屏障功能的不完善，水分挥发也快，更容易干燥。婴幼儿皮肤角质层尚未发育成熟，容易摩擦受损，这一方面主要是因为表皮和真皮的结合区发育不完全，层与层之间黏合力弱，表皮容易剥脱，在外力作用下容易出现缺损；另一方面婴儿的皮肤薄，仅有成人皮肤 1/10 的厚度。表皮是单层细胞，真皮中的胶原纤维少，缺乏弹性，易被外界渗透，也容易因摩擦导致皮肤受损。

婴儿皮肤发育不完全，仅靠皮肤表面一层天然酸性保护膜来保护皮肤，防止细菌感染。新生儿的皮肤 pH 接近中性，即为 7。出生后 1 周内，由于角质层细胞生成的磷脂酶A2使皮肤逐渐酸化，皮肤的酸碱值降低至成人水平5.5～5.9，甚至更低。然而，皮肤表现的正常酸化有赖于角质层的完整和皮脂的保留，因此，婴儿皮肤不像成年人那样可以中和外界的碱性物质，而是更加脆弱，对于同样量的洗护用品中的化学物质，婴儿皮肤的吸收量要比成年人多，同时，对过敏物质或毒性物质的反应也要强烈得多。婴幼儿皮肤感觉能力不平衡，新生儿的痛觉已经存在，但相对于触觉，温度觉来说就不太敏感，尤其在躯干、腋下等部位。由于神经传导不够准确，痛刺激后会出现泛红现象，也就是说不能够准确感觉到疼痛的部位，表现为反应迟钝。

婴幼儿皮肤的色素层单薄，皮肤黑色素生成很少，很容易被阳光中的紫外线灼伤。婴幼儿皮肤抵抗力差，自身的免疫系统尚未完善，抵抗力较弱，因此较容易出现皮肤过敏如红斑、红疹、丘疹、水疱甚至脱皮等。

小儿之初生，犹如旭日东升，草木方萌，在人的一生中如自然界的春天，生机盎然，洋溢着一派欣欣向荣的景象，生理特点一方面是生机蓬勃，发育迅速，一方面是脏腑娇柔，形气未充。小儿的皮肤也有这一特点。临床上小儿的皮肤病其病理上也表现为发病容易，变化迅速，但其脏气清灵，易趋康复。儿童疾病既无色欲伤害，又少情志之影响，神气安静，不动五脏之火。这些都是小儿生理病理上的特有之处。

小儿皮肤病在脏腑上关系最为密切者，无过于肾、脾、肺三脏。肾为先天之本，是小儿生长发育的关键，脾为后天生化之源，则为小儿后天调养之根。肺为娇脏，主气司呼吸，外候于皮毛，与皮肤病直接相关，外邪侵袭，皮毛受邪，首先犯肺，且肺宣发卫气，输精于皮毛，其生理功能减弱，卫气不固，抵御外邪功能就低下，小儿皮肤多种疾病的产生均与肺系为病有密切关系。在治疗上同样也有从肾、从脾、从肺着手的特点。

总之，诚如吴鞠通所言，“小儿肤薄神怯，经络脏腑嫩小，不奈三气发泄，邪气之来也，势如奔马，其传变也，急如掣电”。实际上儿童的皮肤病也如吴氏所言的外感温病一样，也有多变性，易寒易热，易虚易实，轻病易变重，重病易拖延成伏邪并转危。

第二章

妇女儿童常见皮肤病病因病机

皮肤的营养与功能和机体内的气血脏腑密切相关。皮肤依靠机体的气血营养维持其形态与功能；同时皮肤通过“卫外”功能直接保护机体内部脏腑功能的顺利运行，使机体内外相应形成一个整体，以维持机体正常的生理功能。气血脏腑功能失调可以影响皮肤的形态与功能；反之，皮肤的功能失调，可直接或间接影响气血脏腑功能。所以皮肤的病理变化往往是机体脏腑、经络、气血津液功能失调的体现。

一、皮肤与气血津液的关系

气血津液是构成人体的基本物质，也是维持人体生命活动的基本物质。气血津液是人体生理活动的产物，为脏腑经络的活动提供必需物质能量。皮肤的生理活动依赖于气血津液的功能，皮肤的生长及代谢有赖于气血津液的功能。气血津液的虚实变化、各自的代谢或运动失常均与皮肤病的发生及发展有着密切的关系。气血津液营养与皮肤的形态和功能关系密切。气血津液充沛与通畅，可使皮肤光泽、功能维持正常；反之，气血津液发生病理改变，亦可使皮肤发生病理改变。如气虚、气滞、血虚、血热、血燥、血瘀、气血两亏、津液亏损不足。

1．气虚　由于久病、年老体弱、饮食失调或消耗性疾病，致气的生化不足或耗散过多，以致脏腑组织功能低下或衰退。如肺气虚卫外不固，易发生荨麻疹；脾气虚运化失调，体内蕴湿不化，可致慢性湿疹；肾气虚，毛发不固，易发生脱发。

2．气滞　情志不畅或痰、湿、瘀血等有形之邪阻碍气机导致气机运行受阻。临床表现为疼痛、胸闷、脘痞、胁胀、色素变化。如肝气郁结，气血失和，可致面部黄褐斑；带状疱疹后遗神经痛也与气滞血瘀有关。

3．血虚　常因化源不足（即血液生成不足）或化生血液的功能减退、失血、七情过度暗伤所致，导致脏腑肌肤失养，表现为面色皖白或萎黄、唇淡、头晕眼花、心悸失眠、手足麻木、妇女闭经或经少，舌淡，脉沉细。皮肤表现为肌肤甲错、脱屑瘙痒。如皮肤瘙痒症、慢性荨麻疹。

4．瘀血 瘀血是指体内血液停滞，不能正常循行，它既指积于体内的离经之血，也包括阻滞于血脉及脏腑内的运行不畅之血。瘀血为皮肤病的重要病因病机。凡外感六淫、内伤七情，均可致气机不畅。气为血帅，血随气行，气滞则血凝，血凝则成瘀，瘀血既是病理产物，又可成为某些疾病的致病因素。瘀阻经络，不通则痛。血瘀证候多见于慢性皮肤病，其特点如皮损色黯、紫红、青紫，或出现肌肤甲错、色素沉着、瘀斑、肥厚、结节、肿块，舌紫有瘀点，脉弦涩等。如结节性红斑。

5．血热 指血内有热，血液运行加速，脉管扩张，或血液妄行导致出血。可由外邪致热或脏腑积热所致。表现为皮肤灼热潮红，发热以夜间为甚，红斑、肿胀、出血、紫斑，伴烦躁、躁狂，舌红绛，苔白，脉数。多见于多形红斑、急性银屑病、紫癜等。

6．血燥 可由血虚化燥或久病、热性病耗伤阴血而致，也可由脾胃虚弱，化生障碍，气虚而致。表现为皮肤瘙痒、干燥、脱屑、皲裂、肥厚、疣状改变等，舌淡，脉沉细。如老年性瘙痒症、银屑病血燥型、泛发性神经性皮炎等。

7．气血两亏 多因久病耗伤，导致气虚和血虚同时存在，以致脏腑、组织失养，机能衰退。表现为面色无华、气短懒言、倦怠乏力、肌肤甲错或色素沉着。如剥脱性皮炎后期、系统性红斑狼疮。同时皮肤与附属器可以发生萎缩、硬化、肤色改变、怕冷、毛发生长与指甲生长不良。

8．津液亏损 津液不足，热病伤津，可以出现口渴、咽干、干咳，舌干燥或舌体光红无苔，多见于皮肤科发热性疾病后期。如热入营血重症，可见伤液证，病人表现为面红身热、五心烦热、口干舌燥、唇干、咽痛，舌红而干萎，脉细数，甚至出现手足颤动、拘挛等阴虚风动症状，如天疱疮、中毒性表皮坏死症。

总之，气血津液病理变化可以在皮肤上表现出很多病证，但是这些病证往往不是单一出现的，而是错综复杂，常合并或交替出现，如气滞血瘀、气血两虚，有时又互为因果关系，如气虚血燥。皮肤病的发生、发展与气血津液的生理、病理有着密切的关系。

二、皮肤与经络的关系

经络是人体组织结构的重要组成部分，它是沟通表里、上下，联络脏腑组织和运行气血的独特系统。经络系统包括了经脉和络脉。经脉是经络系统的主干；络脉，有网络的含义。经络内通于脏腑，外达于肢体、筋骨、皮肤，其作用是运行气血、贯穿周身上下、脏腑表里，使体内的所有脏器和体表的一切组织密切结合在一起，构成多种复杂的功能活动，从而使人体形成一个相互协调统一的整体。《灵枢·本脏》指出，“经脉者，所以行血气而营阴阳，濡筋骨，利关节者也”。按照十二经脉在体表的分布，将皮肤分为十二部分，每一条经脉濡养一部分皮肤，称为十二皮部。“凡十二经络脉者，皮之部也”，如果哪一条经络发生病变，也会从其皮部内反映出来。《素问·皮部论》指出，“欲知皮部，以经脉为纪者，诸经皆然。阳明之阳……视其部中有浮络者，皆阳明之络也。其色多青则痛，多黑则痹，黄赤则热，多白则寒，五色皆见，则寒热也。”若某皮部受邪，亦多进入该部之络脉，继而进入经脉，内传脏腑。“皮者脉之部也，邪客于皮则腠理开，开则邪入容于络脉，络脉满则注于经脉，经脉满则入舍于脏腑也。故皮者有分部，不与，而生大病也”。

三、致病因素

妇儿常见皮肤病的发生大致有外感六淫、感受特殊之毒、外来伤害、情志内伤、饮食不节、劳伤虚损、痰饮瘀血脓毒等七个方面的因素。

（一）外感六淫

六淫邪毒能直接或间接地侵害人体，发生疾病。《外科启玄·名疮疡当分三因论》云：“天地有六淫之气，乃风寒暑湿燥火，人感受之则营气不从，逆于肉理，变生痈肿疔疖。”六淫致病因素只有在人体抗病能力低下时，才能成为发病的条件。但有时因六淫邪毒的毒力强盛，超过了人体正常的抗病能力，也能造成疾病的发生和发展。小儿脏腑娇嫩，形气未充，阴阳二气均属不足，产后、经期妇女气血亏虚，最易外感六淫而发病。六淫致病感而随发者多，又有感之不发，邪气客于体内，积袭日久，或待内伤，或因外感，邪气触而发之。且六淫邪毒所致的疾病大多具有一定的季节性。

1．风　风为阳邪，善行而数变，故发病迅速，多为阳证；风性燥烈，风性上行，多侵犯人体上部，如头面丹毒等病。风邪致病特点是其肿宣浮，患部皮色或红或不变，痛无定处，走注甚速，伴恶风、头痛等全身症状。

2．寒　具有“寒主收引”“寒胜则痛”的特征，且侵袭人体易致局部气血凝滞，血脉运行失常，故易生冻疮、脱疽、流痰等；寒为阴邪，其病一般多为阴证，常侵袭人体的筋骨关节，患部特点多为色紫青暗，不红不热，其肿质硬，肿势散漫，痛有定处，得暖则减，化脓迟缓，常伴恶寒、四肢不温、小便清长等全身症状。

3. 暑 夏季多暑热，且暑多夹湿。由于暑热外受，蕴蒸肌肤，汗出过多，或汗出不畅，以致暑湿逗留，易发生暑疖，甚至形成暑湿流注。同时，皮肤经常处于潮湿的环境，影响阳气通达于肌表，降低了局部的抵抗力，故易为外邪所侵。暑为阳邪，具有热微则痒、热甚则痛、热胜肉腐等特征，故其致病特点是：多为阳证，表现为患部焮红、肿胀、灼热、糜烂流脓或伴滋水，或痒或痛，其痛遇冷则减，常伴口渴、胸闷、神疲乏力等全身症状。

4. 湿 冒雨涉水或居处潮湿等均可感受湿邪。湿性趋下，故生于身体下部的外科疾病，多与湿邪有关。湿邪致病，又常与风、寒、暑、热兼夹为患，皮肤疾病中以湿热致病多见。湿热流注于下肢与二阴，可发臁疮、脱疽、下肢丹毒及囊痈等病；湿侵肌肤，郁结不散，与气血相搏，可发生湿疮、水疱、脓疱疮、渗液等损害。且湿性黏滞，着而难去，致病每多缠绵难愈，或反复发作。湿邪致病特点：局部肿胀、起水疱，糜烂、渗液、瘙痒，常伴纳差、胸闷腹胀、大便稀薄、四肢困倦、舌苔厚腻、脉濡或缓等全身症状。

5. 燥 秋季多燥，燥有凉燥与温燥之分。秋风初凉，西风肃杀，感之者多病凉燥；若久旱无雨，天时风热过胜，感之者多为温燥，在皮肤疾病中以属温燥者居多。燥邪易致皮肤干燥皲裂，外邪乘机侵袭，易致生痈或引起手足部疔疮等病。燥邪易伤人体阴液，侵犯皮肤，致患部干燥、枯槁、皲裂、脱屑等，常伴口干唇燥、咽喉干燥或疼痛等全身症状。

6. 火 火邪的特征是属热，热为火之轻，火为热之重，两者仅在程度上有差别。其患病大多由于直接感受温热之邪所引起，如疔疮、有头疽、痈、药毒、丹毒等。火为阳邪，其病一般多为阳证，特点多为发病迅速，来势猛急，焮红灼热，肿势皮薄光亮，疼痛剧烈，容易化脓腐烂，或有皮下瘀斑，常伴口渴喜饮、小便短赤、大便干结等全身症状。

总之，六淫邪毒均可成为外科疾病的致病因素，在发病过程中，由于风、寒、暑、湿、燥诸邪毒均能化热生火，所以疮疡的发生尤以“热毒”“火毒”最为常见，正如《医宗金鉴·外科心法要诀》所说“痈疽原是火毒生”。

（二）外来伤害

凡跌仆损伤、沸水、火焰、寒冻及金刃竹木创伤等一切物理和化学因素都可直接伤害人体，引起局部气血凝滞、郁久化热、热胜肉腐等，导致瘀血流注、水火烫伤、冻伤、外伤染毒等外伤性疾病；同时也可因外伤而再感受毒邪，发生破伤风或手足疔疮等；或因损伤致脉络瘀阻，气血运行失常，筋脉失养而发生脱疽等。

（三）感受特殊之毒

特殊之毒不仅包括虫毒、蛇毒、疯犬毒、药毒、食物毒，还有疫毒。外科疾病中可因虫兽咬伤，感受特殊之毒而发病，如毒蛇咬伤、狂犬病；接触疫畜如牛、马、羊而感染疫毒的疫疔；因虫蜇后引起的虫咬皮炎；某些人由于禀性不耐，接触生漆后而发漆疮；或服用某些药物或食物后可中毒等。由毒而致病的特点是一般发病迅速，有的可具有传染性，常伴有局部疼痛、瘙痒、麻木，以及发热、口渴、便秘等全身症状。古代医家在长期的医疗实践过程中，观察到某种致病因素不能概括在六淫之中，因而另创立了毒邪发病学说，这也是病因学方面的一大发展，为后世提供了辨证和治疗的依据。

（四）情志内伤

情志是指人体的内在精神活动，包括喜、怒、忧、思、悲、恐、惊，故又称七情。在一般情况下，大多属于生理活动的范围，并不足以致病。相反，由于长期的精神刺激或突然受到剧烈的精神创伤，超过了人体生理活动所能调节的范围，可使体内的气血、经络、脏腑功能失调而发生外科疾病。如郁怒伤肝，肝气郁结，郁久化火，肝郁伤脾，脾失健运，痰湿内生，以致气郁、火郁、痰湿阻于经络，气血凝滞，结聚成块，形成痰核或引起疼痛等。又如肝主疏泄，能调节乳汁的分泌，若产妇过度精神紧张，易致肝胃不和，使乳汁积滞，乳络不畅，瘀久化热，邪热蕴蒸，以致经络阻塞，气血凝滞，导致乳痈的发生。再如瘿病，多由于忧恚郁怒，情志内伤，以致肝脾气逆，脏腑失和而生。

（五）饮食不节

恣食膏粱厚味、醇酒炙煿或辛辣刺激之品，可使脾胃功能失调，湿热火毒内生，若同时感受外邪则易发生痈、有头疽、疔疮等疾病，故《素问·生气通天论》说："高梁之变，足生大丁。"而且由于饮食不节，脾胃火毒所致的痈、有头疽、疔疮等病，较单由外邪所引起的更为严重，如消渴病合并有头疽。皮肤病中的粉刺、酒渣鼻的发生，多与过食醇酒炙煿、辛辣刺激之品有关，也属发病因素之一。

（六）劳伤虚损

劳伤虚损主要是指过度劳力、劳神、房事过度等因素，导致脏腑气血受损，阴阳失和，使正气亏损而发生疾病。如肾主骨，肾虚则骨髓空虚，风寒痰浊乘隙入侵而生流痰；肾阴不足，虚火上炎，灼津为痰，痰火凝结而生瘰疬，且瘰疬治愈之后可因体虚而复发等。

（七）痰饮瘀血

痰饮、瘀血均是脏腑功能失调的病理产物，在一定的条件下，又能作用于某些器官而导致新的病理变化，产生继发病证。临床上痰与瘀常相兼致病，互为因果。痰阻阳明、少阳之经，可致瘰疬；痰凝肌肤，可发为肢体结节肿块。瘀阻皮肤可发生白疕、油风、瓜藤缠、药毒等；血阻肌肤，营气不从，逆于肉理，乃生痈肿、疮疡等；瘀阻趾端，血行闭塞，可发生脱疽。

以上各种致病因素可以单独致病，也可以几种因素同时致病，并且内伤和外感常常相合而成。所以对每一种外科疾病的致病因素应该具体分析，分别对待。

第三章

妇女儿童皮肤病特色治法

一、妇人调周法

“调周法”即通过调理月经周期治疗其他疾病，如痤疮、黄褐斑的治法。妇人调周法实质是调摄冲任法的变化，男子以肾为本，女子以冲任为本，以冲任展开内治方药是针对妇女特点的治疗大法。

行经前生理特点为重阳转阴，易出现气滞血瘀、经络不畅，故治以活血化瘀，理气行滞，常用方剂有：七制香附丸、通瘀煎、五味调经散、血府逐瘀汤等加减。

经后期生理特点为阴长，病理特点为血海空虚、阴血不足，以滋阴养血为主，养血以养阴，养阴以养精，常用的方药有归芍地黄汤、左归饮、二至地黄丸、滋肾生肝饮、定经汤等加减。

经间期生理特点为重阴转阳，病理特点为肾精不足，肾阳虚衰，以滋阴助阳，调整阴阳为主，常用的方剂有：排卵汤、补肾促排卵汤、益肾通经汤等加减。

经前期生理特点为阳长阴消，病理特点为阳长迅速，易燥易郁，故以疏肝理气、清肝泻火为主，常用的方剂有柴胡疏肝散、丹栀逍遥散、越鞠丸等加减。

此法是国医大师夏桂成教授积五十余年经验精心研制的治疗妇科病的治本之法。夏老立足于中医传统调经疗法的基础，依据月经四期中肾气和气血的具体变化，制定相应的调经原则，治愈了许多功能性月经不调症、不孕症等，从而充实发展了中药调经疗法。

二、儿童培土生金法

培土生金法是依据五行相生理论确立的临床治疗原则，脾属土，肺属金，土生金，“虚则补其母，实则泻其子”，培土生金即补脾气以养肺气，用于治疗脾胃虚弱，不能滋养肺而致肺虚脾弱之证。

肺脾二脏在生理上相互联系，《素问·经脉别论》曰：“饮入于胃，游溢精气，上输于脾。脾气散精，上归于肺，通调水道，下输膀胱，水精四布，五经并行。”

脾、肺二脏为母子相生关系。肺的主要生理功能为主气，气是人体维持生命活动的重要物质，它来源于饮食水谷之气和大自然之清气。水谷之气赖脾土化生，经脾气转输上归于肺，由肺输布全身；大自然之清气，依赖于肺主呼吸的功能吸入。二者相互协调，生成宗气。肺脾两虚的患者见少气、神疲乏力、声低息微。

肺脾之间的联系还体现在津液代谢方面，肺主宣发肃降、通调水道，脾主运化水液、输布津液，二者相辅相成，使津液得以正常化生、输布、排泄，当津液代谢输布失常时出现痰饮、水肿。

肺脾二脏母子相生，在病理方面也相互联系。当脾病时首先影响到肺，谓之“母病及子”，土病不能生金，脾气虚无以资肺致肺病，“肺病不愈，求治于脾”，用补脾土的药物治疗，土旺而金生，调补中州，充实后天，中气足、气血旺，则肺气盛，此为“培土生金法”。临床上常用参苓白术散、麦门冬汤、黄芪建中汤等，体现的正是“培土生金”之意。

对于皮肤病，“肺在体合皮，其华在毛”，故大多的皮肤病发病首系其肺。皮毛依赖于肺卫的调节和津液的濡养，脾为肺之母，脾主肌肉，脾气盛则皮肤坚而毛发长，外邪不易入侵；脾气弱，肺失所养，宣发肃降失调，土不生金，肺气渐虚，肌表失固，则外邪易透过肌表犯肺。故在治疗此类脾虚肺弱患者时，我们需要用培土生金之法以补脾益肺，肺脾同治，使肺脏得益，以愈脾虚肺弱型患者的皮肤疾病。

三、儿童特色外治法治疗皮肤病

在儿童皮肤病的治疗中，存在一些患儿难以接受中药口服，因此内治法难以发挥其疗效，外治法发挥了很大作用。外用药中的敷贴、熏洗疗法验而有效，还有小儿的推拿与手法按摩也有很好的疗效。如在治疗小儿特应性皮炎时，可予以中药熏洗（黄芩、黄柏、地榆、防风、苍术、金银花、马齿苋等），患儿接受度高，疗效显著。又如慢性湿疹，皮肤干燥粗糙增厚，使用中药软膏治疗，一则保湿，二则发挥局部药效，从而达到更好的治疗效果。如成都中医药大学附属医院的院内制剂愈肤膏对于小儿湿疹就有很好的疗效。此外脐贴、穴位贴敷等可以用于一些虚证皮肤病的治疗。另有针灸推拿在儿童皮肤病的治疗中发挥作用。针灸治疗皮肤病可以根据病情辨证取穴，如治疗荨麻疹可选用足三里、三阴交、曲池、血海、风池等内补虚外祛风。而推拿疗法，相较于针灸疗法，痛苦更小，患儿接受度更高，但应注意若有皮肤破溃、糜烂或感染，则不可使用。

中篇

妇女皮肤病

第一章
妇人血风瘾疹瘙痒（荨麻疹）

一、疾病概述

妇人血风瘾疹瘙痒，本病名出自《妇人大全良方·妇人血风瘾疹瘙痒方论》，其病机概述为“夫妇人体虚，为风邪气客于皮肤，复逢风寒相折，则起风瘙瘾疹”。本病同现代医学荨麻疹，是由多种因素引起皮肤、黏膜小血管扩张及通透性增高而出现的局限性水肿反应，是十分常见的皮肤系统或全身多系统或多器官过敏性疾患。特点是皮肤或黏膜出现暂时性、水肿性皮疹，伴剧痒；重症者出现喉头水肿、气促、胸闷、恶心、腹痛等，亦可伴有发热、寒战等全身症状。一年四季均可发病，老幼都可罹患，约有 15%～20% 的人一生中至少发作过一次荨麻疹。

二、病因病机

（一）中医病因病机

本病中医病机是因禀赋不耐，复感外邪而发病。《妇人大全良方·妇人血风瘾疹瘙痒方论》：夫妇人体虚，为风邪气客于皮肤，复逢风寒相折，则起风瘙瘾疹。若赤疹者，由凉湿折于肌，肌中之极热结成赤疹也，得天热则剧，取冷则瘥。白疹者，由风气折于肌中，肌中热，热与风相搏，所以为白疹也，得天阴、雨冷则剧，出风中亦剧，得晴暖则减，着衣暖亦瘥也。脉当浮而洪，浮即为风，洪即为气，风气相搏，则为瘾疹，身体为痒。凡人汗出，不可露卧及浴。《素问》云：汗出见湿，乃生痤疿。使人身振寒热生风疹也。

本病辨证分型可分为四型：

1．风热犯表证　外感风热之邪，郁于肌肤，致使营卫失调而发病。

2．风寒束表证　外感风寒之邪，客于肌表，致使营卫失调而发病。

3．肠胃湿热证　服食鱼虾、荤腥等发病或饮食失宜致湿热内生，加之复感风寒风热之邪，肠胃湿热，内不疏泄，外不透达，邪气郁于腠理而发病。

4．血虚风燥证　平素体弱气血虚，气虚卫外不固，血虚则易生风，致使病情反复。情志不畅，冲任不调，肝气郁结，郁而化火，灼伤阴血，肝肾不足，肌肤失养，生风生燥所致。

（二）西医病因病机

本病的西医病因病机较为复杂，目前认为荨麻疹的发病机理分为变态反应与非变态反应两种。

1．变态反应　最常见的是Ⅰ型变态反应，上述变应原进入体内产生 IgE 抗体，附着在肥大细胞表面，当相同抗原再次进入与 IgE 结合，使肥大细胞等释放组胺、激肽、慢反应物质等化学介质引起皮肤、黏膜毛细血管扩张，通透性增高，局部组织水肿，平滑肌痉挛，腺体分泌增多而临床上出现一系列皮肤、黏膜症状。少数为Ⅱ型及Ⅲ型变态反应，输血引起的荨麻疹属于Ⅱ型变态反应。有的患者 IgA 缺乏时接受 A 型输血而产生 IgA。当再次输入 A 型血后即形成免疫复合物，激活补体，产生过敏毒素及各种炎症介质，引起红细胞破碎及过敏性休克和荨麻疹。Ⅲ型变态反应由于抗原（如血清、呋喃唑酮、某些细胞病毒）抗体反应激活补体，使肥大细胞释放组胺等而发生荨麻疹。

2．非变态反应　某些药物（阿托品、阿司匹林、多黏菌素、奎宁、罂粟碱、可待因）、毒素（蛇毒、昆虫毒素、细菌毒素）、龙虾、蘑菇、草莓、贝壳类等进入体内使 C3 及 C5 分解产生过敏毒素 C3α、C5α，直接刺激肥大细胞产生组织胺、激肽而引起荨麻疹。饮酒、运动、情绪激动可使乙酰胆碱释放增多而出现胆碱能性荨麻疹。某些特发性荨麻疹或先天性血管水肿，可能与补体、C1 抑制物或过敏毒素灭活剂的缺陷有关。

三、临床表现

荨麻疹临床表现为风团和 / 或血管性水肿，发作形式多样，风团的大小和形态不一，多伴有瘙痒。病情严重的急性荨麻疹还可伴有发热、恶心、呕吐、腹痛、腹泻、胸闷及喉梗阻等全身症状。按照发病模式，结合临床表现，可将荨麻疹进行临床分类。不同类型荨麻疹的临床表现有一定差异，如表 2-1-1：

表 2-1-1　荨麻疹分类

类型	定义
自发性	
急性自发性荨麻疹	自发性风团和 / 或血管性水肿发作≤6 周

续表

类型	定义
慢性自发性荨麻疹	自发性风团和/或血管性水肿发作＞6周
诱导性	
物理性	
人工荨麻疹（皮肤划痕症）	机械性切力后1～5分钟内局部形成条状风团
冷接触性荨麻疹	遇到冷的物体（包括风、液体、空气等），在接触部位形成风团
延迟压力性荨麻疹	垂直受压后30分钟至24小时局部形成红斑样深在性水肿，可持续数天
热接触性荨麻疹	皮肤局部受热后形成风团
日光性荨麻疹	暴露于紫外线或可见光后发生风团
振动性血管性水肿	皮肤被振动刺激后数分钟内出现局部红斑和水肿
胆碱能性荨麻疹	皮肤受产热刺激如运动、摄入辛辣食物或情绪激动时发生直径2～3mm的风团，周边有红晕
非物理性	
水源性荨麻疹	接触水后发生风团
接触性荨麻疹	皮肤接触一定物质后发生瘙痒、红斑或风团

本病的实验室检查及其他检查表现为：急性细菌感染者血中白细胞总数及中性粒细胞增高，可出现核左移及中毒颗粒，有的血培养阳性；病毒感染者血中淋巴细胞可增多。变态反应者血中嗜酸性细胞增多或降低，有的浆细胞增高。有的血中补体降低，酌情做真菌、寄生虫检查及病理活检。组织病理学改变主要表现为真皮水肿，乳头及真皮上部有浆液性渗出，小血管及毛细血管、淋巴管扩张，血管周围轻度炎细胞浸润。变应原检测可协助查找致敏原。

四、鉴别诊断

本病主要与荨麻疹性血管炎鉴别，后者通常风团持续24小时以上，可有疼痛感，皮损恢复后留有色素沉着，病理提示有血管炎性改变。另外还需要与表现为风团或血管性水肿形成的其他疾病如荨麻疹型药疹、血清病样反应、丘疹性荨麻疹、败血症、遗传性血管性水肿、大疱性类天疱疮、肥大细胞增生症、全身炎症反应综合征、严重过敏反应等鉴别，可依据其他临床表现、实验室检查或组织病理学检查明确。

五、中医内治

中医治疗的原则是辨证施治，根据不同证型选方用药，辨证当抓住一个“风”字。西医治疗原则为积极寻找和去除病因，避免各种诱发因素，以内用药治疗为主。

1．风热犯表证

证候：多发于夏季，起病急，风团鲜红，灼热瘙痒，遇热则皮损加重；伴发热恶寒，咽喉肿痛；舌质红，苔薄白或薄黄，脉浮数。

证候分析：风热犯表，热色主赤，熏灼皮肤，故见风团色鲜红，灼热痒痛；外邪犯表，营卫气伤，卫外不固，故见发热恶寒；肺主皮毛，外邪袭表，常先侵犯肺卫，故见咽喉肿痛。

治法：辛凉解表，疏风清热。

处方：消风散加减。

常用药：荆芥、薄荷、蝉蜕、胡麻、苦参、苍术、知母、石膏、牛蒡子、通草、当归、熟地黄、生甘草。风团鲜红灼热者，加牡丹皮、赤芍；口渴者加芦根、天花粉；瘙痒重者加钩藤；大便不通者加决明子。

2．风寒束表证

证候：多发于冬季，风团色白或淡，遇风寒加重，得暖则减，口不渴；舌质淡，苔白，脉浮紧。

证候分析：风寒束表，肺气失宣，卫外不固，故风团色白或淡；寒邪束表，故遇寒加重，得暖而减。

治法：辛温解表，疏风散寒。

处方：桂枝汤或麻黄桂枝各半汤加减。

常用药：麻黄、桂枝、杏仁、甘草、白芍、生姜、大枣。舌苔薄白腻、恶寒者加羌活；恶心欲呕者加半夏；恶寒怕冷者加炙黄芪、炒白术、防风。

3．肠胃湿热证

证候：风团大片、色红、瘙痒剧烈；兼见腹痛不适，大便或溏或秘，小便色黄；舌质红，苔黄或腻，脉滑或濡数。

证候分析：素体饮食辛辣燥热，损伤脾胃，脾失运化，化生内湿，郁久化热，湿热阻滞肠胃，故见腹痛、大便溏泄或便秘。

治法：清热利湿，祛风止痒。

处方：防风通圣散加减。

常用药：大黄、芒硝、荆芥、防风、连翘、薄荷、川芎、白芍、栀子、石膏、黄芩、桔梗、苦参、白鲜皮、蒺藜、牛蒡子。大便溏者去大黄，加薏苡仁；恶心呕吐者加半夏、茯苓。

4．血虚风燥证

证候：风团反复发作，迁延日久，午后或夜间加剧；伴心烦易怒，口干，手足心热；舌红少津，脉沉细。

证候分析：病情日久，反复发作，耗伤阴血，阴亏血少，内生燥热，手足心热，午后或夜间加剧；阴虚无以濡养，故见口干；虚火上炎，影响心神，故见心烦易怒。

治法：养血祛风，润燥止痒。

处方：当归饮子加减。

常用药：当归、川芎、白芍、生地黄、防风、白蒺藜、荆芥、何首乌、黄芩、甘草。口渴者加石斛、麦冬；心烦失眠者加炒枣仁、夜交藤；瘙痒较甚者加首乌藤、刺蒺藜。

六、外治

1．熏洗法　用香樟木、蚕沙各 30 ~ 60g，或苍耳草、凌霄花、冬瓜皮适量，任选 1 ~ 2 味煎汤熏洗。或三黄洗剂外搽患处。

2．放血疗法

（1）耳背静脉放血：用消毒三棱针刺之出血，每 3 天 1 次，10 次为 1 疗程。

（2）其余部位：分别在双耳轮、双中指尖、双足趾尖消毒后用三棱针刺之放血，每 3 天 1 次，5 次为 1 疗程。

3．针刺疗法　皮疹发于上半身者取穴曲池、内关，面部肿者加用合谷；发于下半身者取穴血海、足三里、三阴交；发于全身者配风市、风池、大椎、大肠俞等。耳针可取穴肝、脾、肾上腺、皮质下、神门等。

4．自血疗法　抽取患者自身静脉血后，于足三里穴皮下注射，可产生一定的非特异性脱敏功效，每周一次。

5．对于瘙痒剧烈的患者，可以外擦复硼洗剂（成都中医药大学附属医院院内制剂）、炉甘石洗剂等。

七、调理防护

1．预防　尽量通过详细询问病史和系统检查，找出病因并除之。

2．护理　忌食鱼腥虾蟹、辛辣、葱、酒等发物，忌食蛋糕、奶茶等滋腻之物；规律作息，注意天气变化，加强体育锻炼，调整生活节奏，保持心情舒畅。

八、临床医案

患者，女，62岁。2021年10月21日就诊。

主诉：全身反复泛发红色风团7年，复发加重10天。

现病史：患者全身散在红斑风团，遇热加重，24小时内可自行消退，胸、腰部等压迫部位易发，划痕征阳性。眼睛干涩，视物不清，畏风，汗出多，口腔反复溃疡，咳痰不利，大便成形，小便可，纳眠可，舌暗淡红，苔薄黄，舌体胖大边有齿印，舌体痛，脉弦细。

诊断：瘾疹（气虚血热证）、慢性荨麻疹。

治法：益气固表，活血疏风。

方药：玉屏风散合四君子汤合简化消风散（艾儒棣教授自拟方）加减。

生黄芪30g	防风10g	南沙参30g	茯苓20g
生甘草6g	麸炒白术30g	炒九香虫5g	酒黄连6g
鸡矢藤30g	金荞麦20g	忍冬藤20g	牡丹皮15g
龙骨20g	紫荆皮20g	积雪草15g	地肤子30g
烫骨碎补30g	金樱子20g	珍珠母20g	

8剂，水煎服，一日半1剂，每日3次，饭后半小时温服。

用药后患者全身风团较前明显减少，发作频率较前降低，病情好转。

> **简化消风散：**艾儒棣教授自拟方。功效：清热解毒、疏风止痒、活血利湿。临床上常用此方治疗急慢性荨麻疹、急性痘疮样苔藓样糠疹、接触性皮炎、多形性日光疹、湿疹、足癣等常见皮肤病。方药组成：忍冬藤30g、连翘15g、牡丹皮15g、川射干15g、龙骨20g、紫荆皮20g。

（案源：成都中医药大学附属医院艾儒棣教授门诊）

第二章

白疕（银屑病）

一、疾病概述

白疕是以皮肤上起红色斑片，上覆多层白色皮屑，抓去皮屑可见点状出血为特征的皮肤病，相当于银屑病。古代文献记载有“松皮病”“干癣”“蛇虱”“白壳疮”等病名。其临床特点是在红斑基础上覆以多层银白色鳞屑，刮去鳞屑有薄膜及点状出血点。银屑病的发病率在世界各地差异很大，与种族、地理位置、环境等因素有关，与欧美等国家1%～3%的患病率相比，我国银屑病的患病率较低，约为0.47%（2012年）。然而由于人口基数较大，我国银屑病患者多达数百万，北方多于南方，春冬季易发或加重，夏秋季多缓解，有部分患者有家族史。本病病程长，反复发作，不易根治。

二、病因病机

中医认为本病病机总因营血亏虚，或血热内蕴，化燥生风，肌肤失养所致。初起多为风寒或风热之邪侵袭肌肤，以致营卫失和，气血不畅，阻于肌表而发；或兼湿热蕴积，外不能宣泄，内不能利导，阻于肌表而发。病久气血耗伤，血虚风燥，肌肤失养，病情更为显露；或因营血不足，气血循行受阻，以致瘀阻肌表而成；或禀赋不足，肝肾亏虚，冲任失调，更使营血亏损，肌肤失养而发病。

西医认为银屑病的确切病因尚不清楚，其发病多是遗传因素与环境因素相互作用导致，外伤、感染、药物、饮酒、吸烟、精神创伤等内外环境因素均可诱使具有遗传易感性的患者发生银屑病。

三、临床表现

银屑病好发于头皮、四肢伸侧，以肘关节面多见，常泛发全身。皮损初为针尖至扁豆大的炎性红色丘疹，常呈点滴状分布，迅速增大，表面覆盖银白色多层性鳞屑，状如云母。鳞屑剥离后，可见薄膜现象及点状出血，基底浸润，可有同形反应。陈旧皮疹可呈钱币状、盘状、地图状等。部分病人可见指甲病变，轻者呈点状凹陷，重者甲板增厚，光泽消失。或可见于口腔、阴部黏膜。发于头皮者可见束状毛发。

四、诊断

根据临床表现一般分为寻常性、脓疱性、红皮病性和关节病性四种类型。以上四种可合并发生或相互转化。

（一）寻常性银屑病

1．点滴状银屑病　起病急，皮疹为 0.3～0.5cm 大小丘疹、斑丘疹，色泽潮红，覆以鳞屑，广泛分布；发疹前常有咽喉部链球菌感染病史；白细胞计数及中性粒细胞比例升高，抗链球菌溶血素 O 升高；经适当治疗，皮疹在数周内消退，少数转为慢性病程。

2．斑块状银屑病　最常见的类型，约占 90%。皮疹基本特点为边界清楚的暗红色斑块或浸润性红斑，上附白色、银白色鳞屑；查体见“蜡滴现象”“薄膜现象”“点状出血现象”（奥斯皮茨征）和“束状发”等；皮疹好发于头皮、背部和四肢伸侧；伴或不伴瘙痒；进行期可有同形反应；皮损反复发作，多数冬重夏轻。

3．分期

（1）进行期：旧皮损无消退，新皮损不断出现，皮损炎症明显，周围可有红晕，鳞屑较厚，有“同形反应”。

（2）静止期：皮损稳定，无新发皮损，炎症较轻，鳞屑较多。

（3）退行期：皮损缩小或变平，炎症基本消退，遗留色素减退或色素沉着斑。

（二）脓疱性银屑病

1．局限性脓疱性银屑病

（1）掌跖脓疱病：掌跖部位红斑基础上发生脓疱，伴或不伴其他部位银屑病皮损，病理示表皮内中性粒细胞聚集形成脓疱。

（2）连续性肢端皮炎：指 / 趾末端发生的红斑、脓疱，常有外伤等诱因，可从 1 个指 / 趾逐渐累及多个指 / 趾，甲脱落、萎缩，病理同掌跖脓疱病。

2．泛发性脓疱性银屑病　迅速出现针尖至粟粒大小、淡黄色或黄白色浅在性无菌性小脓疱，密集分布；片状脓湖，全身分布，肿胀疼痛；红皮病改变、关节和指 / 趾甲损害；寒战和高热（呈弛张热型）。

（三）红皮病性银屑病

一般有其他类型银屑病病史；疾病本身加重或由于用药不当或其他刺激诱发病情急剧加重，发生弥漫性红斑、肿胀和脱屑，皮损大于 90% 体表面积（body surface area，BSA）；有时仍可见寻常性银屑病皮损；可伴发热等系统症状和低蛋白血症。

（四）关节病性银屑病

一般有其他类型银屑病病史；指 / 趾关节、四肢大关节或脊柱及骶髂关节肿痛，可有明显“晨僵”现象；X 线、核磁共振成像和 B 超等影像学检查示附着点炎，受累关节腔积液、滑膜增厚，严重者出现关节变形、关节腔狭窄或骨质破坏；C 反应蛋白升高，红细胞沉降率加快，类风湿因子常阴性，脊柱或骶髂关节受累者 HLA-B_{27} 常阳性。

（五）其他

除此之外还有头皮银屑病、甲银屑病和外阴部银屑病，此类疾病发病部位局限，很少累及至全身，此类银屑病患者常伴有过敏性体质，易反复，疗效欠佳。

五、鉴别诊断

1．慢性湿疮 多发于屈侧，有剧痒，鳞屑少且不呈银白色，皮肤肥厚，苔藓样变及色素沉着等同时存在，无薄膜现象及点状出血现象。

2．面游风 损害边界不清，基底部淡红，鳞屑少而呈油腻性，带黄色，刮去后不呈点状出血，无束状发，日久有脱发，好发于头皮及颜面部。

3．风热疮 好发于躯干、四肢近端；皮疹为椭圆形红斑，上覆较薄细碎鳞屑，皮损长轴与皮纹走向一致，无薄膜及点状出血现象。

4．头癣 应与头皮银屑病鉴别。皮损上覆灰白色糠状鳞屑，有断发及脱发，易查到真菌，多见于儿童。

六、中医内治

寻常性银屑病以中医辨证论治为主要治疗方法；脓疱性、关节病性、红皮病性银屑病应中西医结合治疗。

1．血热内蕴证

证候：皮疹多呈点滴状，发展迅速，颜色鲜红，层层鳞屑，瘙痒剧烈，抓之有点状出血。新的皮疹不断增多或者迅速扩大。伴口干舌燥，咽喉疼痛，心烦易怒，大便干燥，小便黄赤。舌质红，苔薄黄，脉弦滑或数。

证候分析：机体蕴热偏盛，外感风寒、风热之邪，阻于肌肤，蕴结不散而发鲜红、点滴状皮疹，发病迅速，上有鳞屑；热结于内，伤津耗气故见口干舌燥、大便干燥，小便黄赤；热结于血分，故易耗血动血，见皮损色赤；血热生风，风盛则痒；舌红，苔薄黄，脉弦滑或数，皆为血热内蕴之象。

治法：清热凉血，解毒消斑。

处方：犀角地黄汤加减（犀角改服羚羊角粉或水牛角粉）。

常用药：水牛角、牡丹皮、生地黄、赤芍等。咽喉肿痛者，加板蓝根、射干、玄参；因感冒诱发者，加金银花、连翘；大便秘结者，加生大黄。

2．血虚风燥证

证候：病程较久，皮疹多呈斑片状，颜色淡红，鳞屑减少，干燥皲裂，自觉瘙痒。伴口咽干燥。舌质淡红，苔少，脉缓或沉细。

证候分析：素体虚弱，气血不足，或病久耗伤营血，阴血亏虚，生风化燥，肌肤失养而见干燥皲裂，瘙痒，舌淡红，苔少，脉缓。营血亏虚故皮损颜色淡红。

治法：养血滋阴，润肤息风。

处方：当归饮子加减。

常用药：当归、白芍、川芎、生地黄、白蒺藜、防风、荆芥、何首乌、黄芪、甘草等。脾虚者，加白术、茯苓；风盛瘙痒明显者，加白鲜皮、乌梢蛇。

3．气血瘀滞证

证候：皮损反复不愈，皮疹多呈斑块状，鳞屑较厚，颜色暗红。女性可有月经色暗，或夹有血块。舌质紫暗有瘀点、瘀斑，脉涩或细缓。

证候分析：病程日久，气血运行不畅，以致经脉阻塞，气血瘀结，肌肤失养而反复不愈，鳞屑较厚，故见皮损暗红，女性月经色暗夹血块。舌质紫暗有瘀点、瘀斑，脉涩或细缓，皆为气滞血瘀之象。

治法：活血化瘀，解毒通络。

处方：桃红四物汤加减。

常用药：当归、赤芍、生地黄、川芎、桃仁、红花等。病程日久，反复不愈者，加土茯苓、白花蛇舌草；皮损肥厚色暗者，加三棱、莪术；月经色暗，经前皮损加重者，加益母草、泽兰。

4．湿毒蕴阻证

证候：皮损多发生在腋窝、腹股沟等褶皱部位，红斑糜烂，痂屑黏厚，瘙痒剧烈；或掌跖红斑、脓疱、脱皮。或伴关节酸痛，肿胀，下肢沉重。舌质红，苔黄腻，脉滑。

证候分析：素体有热，外感湿邪，湿热蕴积，阻于肌表而发，见红斑糜烂，痂屑黏厚，瘙痒剧烈。湿热下注故关节酸痛、肿胀，下肢沉重。舌质红，苔黄腻，脉滑皆为湿毒蕴阻之证。

治法：清利湿热，解毒通络。

处方：萆薢渗湿汤加减。

常用药：萆薢、薏苡仁、黄柏、茯苓、牡丹皮、泽泻、滑石、通草等。脓疱泛发者，加蒲公英、紫花地丁、半枝莲；关节肿痛明显者，加羌活、独活、秦艽、忍冬藤；瘙痒剧烈者，加白鲜皮、地肤子。

5．火毒炽盛证

证候：全身皮肤潮红、肿胀、灼热痒痛，大量脱皮，或有密集小脓疱。伴壮热，口渴，头痛，畏寒，大便干燥，小便黄赤。舌红绛，苔黄腻，脉弦滑数。

证候分析：热蕴日久，热毒炽盛，气血两燔见全身皮肤潮红、肿胀、灼热痒痛，大量脱皮，或有密集小脓疱。热灼津液故口渴，大便干燥，小便黄赤。舌红绛，苔黄腻，脉弦滑数皆为热毒炽盛之证。

治法：清热泻火，凉血解毒。

处方：清瘟败毒饮加减。

常用药：生石膏、生地黄、水牛角、黄连、栀子、桔梗、黄芩、知母、赤芍、玄参、连翘、淡竹叶、甘草、牡丹皮。大量脱皮，口干唇燥者，加天花粉、石斛；大便秘结者，加生大黄。

七、外治

1．中药浸浴　适用于各种证型，但皮疹有破损、渗出，或皮疹鲜红及进展较快时，不宜使用。

2．中药熏蒸　适用于血虚风燥证和气血瘀滞证，伴高血压、冠心病的患者，不宜使用，老人及小孩在家属陪同下进行。

3．中药塌渍　适用于各种证型，选取清热凉血、燥湿解毒的中药煎汤，以8层纱布浸湿后拧干贴敷患处，每次30分钟，每日1～2次。

4．留罐及刺络拔罐留罐　适用于血虚风燥证、气血瘀滞证，刺络拔罐适用于气血瘀滞证。

5．针刺及耳针　适用于血虚风燥证和气血瘀滞证，取穴大椎、肺俞、曲池、合谷、血海、三阴交。头面部加风池、迎香；在下肢加足三里、丰隆。耳穴埋针或压豆适用于各种证型，取穴肺、神门、内分泌、心、大肠穴等。

6．火针围刺　适用于斑块型银屑病血瘀证患者，具有活血散瘀，通络散结的作用。

7．中药涂擦　进行期皮损宜用温和之剂，可用黄连膏，每日1次；静止期、退行期皮损可用中药复方制剂煎水，浸浴后再外涂黄连膏、普连膏。白疕软膏是成都中医药大学附属医院的特色院内制剂，可用于银屑病的治疗，其疗效显著，作用温和，可长期使用。此外，复方青黛膏、黛硫膏、蜈黛软膏等均可用于银屑病的治疗。

八、调理防护

1．忌食辛辣、香燥、醇酒、羊肉、狗肉、鱼虾等发物。

2．进行期和红皮病性银屑病，不宜用刺激性强的外用药物。

3．加强体育锻炼，养成合理的饮食、起居等生活习惯，避风寒、风热，调情志。

九、临床医案

陈某，女，27岁，护士。全身泛发红斑丘疹鳞屑，曾外用丙酸氯倍他索软膏，症状仍反复发作且加重。现为进一步治疗入我院。

初诊：全身泛发红斑丘疹鳞屑伴瘙痒，皮损色红，以头背部皮损较多。就诊当天月经正常。大便黏腻。舌苔薄黄质常脉弦。

辨证：湿热证。

治法：清热利湿，宣肺健脾。

方剂：泻白散合四君子汤合简化消风散加减。

药物：

桑白皮15g	地骨皮20g	南沙参30g	茯苓20g
白术20g	甘草6g	黄芩15g	栀子10g

重楼 10g　忍冬藤 30g　连翘 15g　川射干 10g
牡丹皮 15g　龙骨先煎 20g　紫荆皮 20g　地肤子 30g
磁石先煎 20g　秦艽 5g　徐长卿 15g

14 剂，水煎服，每日 1 剂，分 3 次服，每次 100ml，饭后半小时温服。

嘱患者忌口，不食用腌卤油炸泡菜海鲜、辣椒、有特殊气味的蔬菜、热性水果及含酒精、咖啡因的饮料。不要熬夜，晚 11 点前睡觉。

二诊：全身点状皮损颜色变淡红色，仍觉瘙痒，头部脱屑多。大便稀，出汗少，余尚可。舌苔薄黄，质常干，脉弦。药已中病，辨证治法同上。

方药：上方加白花蛇舌草 15g、浙贝母 20g、山慈菇 10g、桑叶 15g，加强清热散结功效。7 剂，服法同上。

三诊：服药后，躯干皮疹明显减轻，皮肤干燥瘙痒，头部脱屑多，考虑合并有干性脂溢性皮炎，余正常。舌苔薄黄，质常干，脉弦细。

辨证：血热阴伤证。

治法：清热养阴，宣肺健脾。

方剂：玄麦甘桔汤合四君子汤合简化消风散加减。

药物：

玄参 20g　麦冬 10g　桔梗 10g　南沙参 30g
茯苓 20g　白术 15g　甘草 6g　忍冬藤 30g
连翘 15g　川射干 15g　牡丹皮 15g　龙骨先煎 20g
紫荆皮 20g　地肤子 30g　重楼 20g　山楂 20g
徐长卿 15g

10 剂，煎煮及服用方法同上。并嘱患者用苦丁茶 10g 煎汤洗头。

四诊：患者服药后头部脱屑减轻，躯干白屑减少。大便黏稠，月经提前 8 天，量少，色暗。舌苔薄黄，质常干，脉弦。辨证治法同上。

方药：上方加夏枯草 20g、枳壳 10g、薏苡仁 30g、蚕沙 30g。10 剂，煎煮及服用方法同上。

五诊：患者现皮疹为点状丘疹，不肥厚，脱屑少，睡眠较差，二便调，余正常。舌苔薄黄腻，质常，脉弦。

辨证：湿热缠绵，心肾阴虚。

治法：清热解毒，养阴安神。

方剂：二至丸合玄麦甘桔汤合简化消风散加减。

药物：

女贞子 30g	墨旱莲 15g	玄参 15g	麦冬 10g
桔梗 10g	生甘草 6g	酸枣仁 15g	柏子仁 15g
忍冬藤 30g	连翘 15g	牡丹皮 15g	川射干 15g
龙骨^先煎^ 20g	紫荆皮 20g	重楼 10g	白花蛇舌草 15g
首乌藤 15g			

10 剂，煎煮及服用方法同上。

随访患者病情稳定，偶有小发作，未再大发作。

（案源：成都中医药大学附属医院艾儒棣教授门诊）

第三章

面油风（脂溢性皮炎）

一、疾病概述

脂溢性皮炎是一种常见的以慢性丘疹伴鳞屑为主要临床表现的炎症性皮肤病，好发于头面、躯干等皮脂溢出部位，以大小不等淡红色或黄红色斑片，上覆糠秕状鳞屑或油腻性痂屑为临床特征，伴有不同程度瘙痒。本病易反复，属于难治性损美性皮肤疾病之一。相当于中医学的“面油风”“白屑风”等疾病。《外科正宗》卷四：“白屑风多生于头、面、耳、项发中，初起微痒，久则渐生白屑，叠叠飞起，脱之又生，此皆起于热体当风，风热所化。”因白屑层层飞扬而名，又称为“面油风”。

二、病因病机

中医认为本病多由湿热内蕴，外感风邪，蕴阻肌肤，湿热上蒸所致，或因阴血耗伤，血虚风燥所致。

素体湿热内蕴，恣食肥甘厚腻、辛辣刺激之品，以致脾胃运化失常，湿热内生，蕴阻肌肤，循经上炎。湿热久蕴，耗伤阴血，血虚生风生燥，肌肤失养；或素体血燥，又兼风热之邪外袭，血虚生风，风热燥邪蕴阻肌肤，内外合邪，肌肤失于濡养。

西医学认为本病病因病机尚不清楚，与糠秕马拉色菌定植、脂质增多、皮肤屏障功能受损、免疫反应及个体易感性相关。精神因素、维生素 B 族缺乏、饮食、嗜酒等因素均可不同程度影响本病的发生和发展。

三、临床表现

本病好发于皮脂腺较多的头皮、颜面等部位，多病程缓慢，反复发作。临床上常分为油性、干性两种类型。油性多见于青壮年，皮损表现为油腻的鳞屑，大小不等的黄色结痂斑片，伴有不同程度瘙痒，可伴有糜烂、渗出。面部可见皮肤油腻光亮，毛囊口粗大，或可挤出黄白色粉汁样物质；头皮可见毛发油腻，或头屑多，瘙痒，可伴有不同程度脱发。干性多发于头皮部，头皮常呈小片红斑，上可见堆叠干燥或略油腻的鳞屑，抓之可见糠秕状脱屑，层层飞起如雪落样，头发稀疏或脱落。

躯干部皮损多散发，也可相互融合成多环形或地图样等，覆有油腻鳞屑，伴瘙痒，有轻度渗出，搔抓可继发感染。

四、鉴别诊断

1．风热疮（玫瑰糠疹） 皮损呈椭圆形红斑，其上覆糠秕状鳞屑，长轴与皮纹走向一致，好发于躯干及四肢近端，多在躯干部先出现母斑，继而分批出现子斑；春秋季多见。

2．慢性湿疮（慢性湿疹） 皮损常对称分布，粗糙肥厚，伴色素沉着，瘙痒剧烈，鳞屑较少。

3．白秃疮（白癣） 多见于儿童，皮损呈灰白色鳞屑斑片，其上可见参差不齐的断发，发根处包绕白色菌鞘，真菌检查阳性。

4．白疕（头皮银屑病） 皮损为大小不等的红色斑片，上覆银白色鳞屑，刮去鳞屑可见发亮的半透明薄膜，刮去薄膜，可见点状出血，发呈束状，毛发正常，无脱落。易在冬季复发。

五、中医内治

根据临床分型，干性以养血祛风为主，湿性以清热利湿为主。

1．热重于湿证

证候：起病急，皮损潮红、局部皮温升高，伴有渗出、糜烂、结痂，痂黄厚腻，伴口苦口臭、口渴心烦，小便短赤，大便臭秽，舌红，苔黄腻或薄黄，脉弦滑或滑数。

治法：清热利湿，佐以凉血。

处方：龙胆泻肝汤加减。

常用药：龙胆草、栀子、黄芩、生地黄、当归、柴胡、木通、车前子、泽泻、生甘草等。热盛者加蒲公英、金银花；口苦口臭加黄连、石膏；大便干燥加生大黄。

2．湿重于热证

证候：起病较缓慢，皮损轻度潮红，表面有灰白色鳞屑，瘙痒不甚，搔抓后渗出较多，伴有纳食不香、困倦乏力、食后腹胀、便溏，舌质淡，苔白腻，脉滑。

治法：健脾利湿，佐以清热。

处方：除湿胃苓汤加减。

常用药：防风、苍术、白术、赤茯苓、陈皮、厚朴、猪苓、山栀子、木通、泽泻、滑石、甘草等。热重加茵陈；瘙痒明显加苦参、白鲜皮。

3．血虚风燥证

证候：多见于头面部，皮损为淡红色斑片，上覆糠秕状鳞屑，皮肤干燥、脱屑、瘙痒，遇风加重。头发干枯脱落，头屑多，头皮瘙痒明显，舌质红，苔薄白干，脉弦细或细数。

治法：养血润燥，祛风清热。

处方：消风散合当归饮子加减。

常用药：当归、生地黄、川芎、防风、蝉蜕、知母、苦参、胡麻、荆芥、苍术、牛蒡子、甘草、木通、白芍等。瘙痒明显加白蒺藜、地肤子；皮肤干燥加天花粉、玄参；皮损色红加牡丹皮、赤芍。

六、外治

1．中药外搽　适用于脂溢性皮炎伴干燥性鳞屑，可用大风子油外搽，每天2次。

2．中药外洗　适用于头皮脂溢性皮炎伴湿性痂屑者，可用苦参30g、大黄40g、徐长卿40g、地肤子40g、大青叶30g煎水洗头；头部斑片色红，痂屑油腻可选用白黄苦参洗剂（白鲜皮、黄柏、苦参、蛇床子、百部、野菊花、冰片）兑水洗头。

3．毫火针配合放血疗法　适用于面部脂溢性皮炎肺胃热盛证者，毫火针选穴以肺俞、膈俞及面部阿是穴为主，放血疗法选穴迎香、地仓、四白等穴。

4．穴位埋线　常选用手少阴肺经、足阳明胃经、督脉上的穴位为主，亦根据病情的变化辨证取穴。

5．梅花针　以梅花针局部叩刺配合点刺出血，疗效确切。

七、调理防护

1．生活规律，睡眠充足，避免精神过度紧张及焦虑。

2．调节饮食，限制多脂及多糖饮食，忌饮酒和辛辣刺激性食物。

3．避免过度清洁、烫洗，避免搔抓、摩擦，使用温和润肤乳，加强控油与保湿。

八、临床医案

王某，女，23岁。2011年6月8日就诊。

现病史：患者于1个月前面部鼻唇沟、口周、发际、耳后出现红斑，色偏红，有油腻性痂壳，大小不一，伴见粉刺及脱发，平均每天80根，油腻明显，瘙痒，大便干，小便黄赤，舌红苔黄腻，脉弦。患者平日喜食油炸类快餐食品，且因工作关系睡眠时间少。

中医诊断：面油风——脾失健运，湿热内蕴，上泛面部。

西医诊断：脂溢性皮炎。

治法：健脾除湿。

处方：楂曲平胃散加减。

药物：

生山楂20g	槐米30g	建曲20g	苍术10g
厚朴15g	陈皮10g	侧柏叶20g	杏仁10g
石菖蒲5g	地肤子30g	路路通15g	甘草6g

每日1剂，水煎服，1日3次。

饮食上忌肥甘厚腻和蜂产品。忌化妆品，洗漱水温保持在37℃左右。

2011年6月15日二诊。鼻唇沟、口周、发际、耳后红斑范围减小，颜色稍淡。瘙痒症状减轻。粉刺明显减少。掉发减少，每天大约50根。但患者自述胃口不佳，口干。且背部新发数个痤疮，色红。苔薄黄质常，脉弦。继续以楂曲平胃散加减化裁。

生山楂20g	建曲20g	苍术15g	厚朴15g
陈皮10g	槐米30g	石菖蒲5g	侧柏叶20g
枇杷叶15g	黄芩15g	炒栀子15g	玄参15g
桑白皮15g	薏苡仁30g	杏仁10g	茯苓10g
地骨皮20g	甘草6g		

2011年6月29日三诊。经过3个疗程的治疗，患者面部皮损基本消退。口干口苦好转，背部痤疮消退，食欲增加，少量脱发。梦多。舌苔薄质常，脉弦。

生山楂 20g	建曲 20g	苍术 15g	厚朴 15g
陈皮 10g	槐米 30g	石菖蒲 5g	侧柏叶 20g
黄芩 15g	炒栀子 15g	玄参 15g	桑白皮 15g
薏苡仁 30g	杏仁 10g	夜交藤 30g	龙齿 30g
地骨皮 20g	甘草 6g		

2011 年 7 月 6 日四诊。患者头面皮损消退。脱发停止。无口干口苦，食欲正常。继续以楂曲平胃散加减化裁以调理脾胃，巩固前效。今后饮食宜清淡，少食肥甘厚腻之物。保证睡眠时间和质量。

（案源：成都中医药大学附属医院郭静教授门诊）

第四章
牛皮癣（神经性皮炎）

一、疾病概述

牛皮癣是一种主要由神经精神功能障碍引起的以局部皮肤剧烈瘙痒和苔藓样变为特点的皮肤病。因患部皮肤状如牛项之皮，肥厚且坚硬，中医称之为“牛皮癣”“摄领疮”等。西医学称之为神经性皮炎。宋代《圣济总录·诸癣疮》首次提出了“牛皮癣”的病名：状似牛皮，于诸癣中，最为浓邪毒之甚者，俗谓之牛皮癣。本病多为慢性病程，常于颈项部及皮肤受摩擦部位发作，病情时轻时重，治疗上存在一定困难。

二、病因病机

本病多因情志内伤，或肺经风毒客于肌肤腠理之间，兼感风湿热邪所致。

1．风湿蕴肤　本病初起多为感受风湿之邪，阻滞肌肤，或遇热颈项多汗、硬领摩擦所致。

2．肝郁化火　情志不畅，郁闷不舒，郁而化火，或紧张劳累，心火上炎，熏灼肌肤，以致气血运行受阻，凝滞肌肤而发病。

3．血虚风燥　素体营血不足，血虚生风生燥，肌肤失养而发病。

本病的病因以“热、风、湿”最为重要。热盛则肌肤起瘰，风盛则明显瘙痒，湿盛则病情反反复复，缠绵难愈。湿有内湿与外湿之分，外湿的表现是皮损处渗出液多且瘙痒明显。神经性皮炎的湿以内湿为主。湿为重浊有质之邪，其性黏腻，湿邪蕴久可以化热生虫，湿热凝固聚结于肌肤腠理之间，则皮肤粗糙肥厚，明显瘙痒。本病多见皮肤粗糙肥厚，瘙痒剧烈，是为内湿困阻之故。

西医学认为神经性皮炎病因尚未明确，有研究表明，生活环境潮湿、冬春季节、经常搔抓、经常抑郁焦虑、饮食辛辣等因素可能是其发生的独立危险因素，通常认为和患者大脑皮层兴奋以及抑制功能失调有关。

三、临床表现

1. 好发部位 好发于颈项部及摩擦部位，常呈对称性分布。

2. 皮损特点 皮损初起为有聚集倾向的圆形或多角形扁平丘疹，皮色正常或略潮红，表面光泽或覆有菲薄的糠秕状鳞屑，由于不断地搔抓或摩擦，丘疹逐渐扩大，互相融合成片，继之则局部皮肤增厚，纹理加深，互相交错，表面干燥粗糙，并有少许灰白色鳞屑，呈苔藓样变。

3. 临床分型 临床上按其发病部位、皮损多少分为泛发型和局限型两种。局限型皮损仅见于颈项部等局部，泛发型分布较为广泛，可泛发全身各处。

4. 病程 病程缓慢，常多年不愈，易反复发作。

四、鉴别诊断

1. 慢性湿疹 病程较久，皮损常局限于某一部位，患处皮肤可增厚粗糙，常伴有抓痕、鳞屑、血痂及色素沉着，部分皮损处可出现新的丘疹和水疱，抓破后有少量流滋。本病常有急性湿疹的发病过程。

2. 特应性皮炎 本病常发作于肘、膝关节屈侧，患者表现为全身皮肤干燥，可见颈纹。患者及其家族中常有过敏性鼻炎、哮喘等病史。儿童多发。

五、中医内治

1. 肝郁化火证

证候：皮损色红，伴心烦易怒，失眠多梦，眩晕心悸，口苦咽干；舌边尖红，脉弦数。多见于泛发型患者。

证候分析：情志不畅，郁闷不舒，郁而化火，或紧张劳累，心火上炎，故见皮损色红，心烦易怒，火热熏灼肌肤，以致气血运行受阻，凝滞肌肤而发病。

治法：清肝泻火。

处方：龙胆泻肝汤加减。

常用药：龙胆草、栀子、黄芩、木通、泽泻、车前草、柴胡、甘草、当归、生地黄等。烦躁失眠者，加珍珠母、合欢皮；口干渴者，加玄参、石斛。

2. 风湿蕴肤证

证候：皮损呈淡褐色和深红色片状，粗糙肥厚，剧痒时作，夜间尤甚，伴有部分皮损潮红、糜烂、湿润和血痂，苔薄黄或黄腻，脉濡数。

证候分析：风、湿、热蕴结于皮肤，风盛则痒，故见剧烈瘙痒，风胜则燥，故皮肤干燥肥厚，有少许鳞屑；湿邪其性黏腻，蕴久化热，凝聚于肌肤腠理之间，则皮肤粗糙肥厚，明显瘙痒；热邪燔灼血液，充斥脉络，故见皮损处色深红。

治法：疏风清热利湿。

处方：消风散加减。

常用药：当归、生地黄、防风、蝉蜕、知母、苦参、胡麻、荆芥、苍术、牛蒡子、石膏、甘草、木通等。皮损分布广泛，颜色深红者加水牛角清热凉血；瘙痒剧烈者加地龙、全蝎等虫类药息风止痒。

3．血虚风燥证

证候：皮损色淡或灰白，状如枯木，肥厚粗糙似牛皮，伴心悸怔忡，失眠健忘，女子月经不调。舌淡，苔薄，脉沉细。

证候分析：风湿热邪久蕴肌肤，不得外泄，致气血运行失调，日久耗伤阴液，营血不足，皮肤失于濡养，化燥生风，则瘙痒难忍，阴血不足，心肝失养，故见心悸、女子月经不调等。

治法：养血祛风润燥。

处方：当归饮子加减。

常用药：当归、生地黄、白芍、川芎、何首乌、荆芥、防风、白蒺藜、黄芪、生甘草等。夜间眠差者可加夜交藤、珍珠母养血安神；情志抑郁不舒者加柴胡、陈皮等疏肝理气。

六、外治

1．耳穴　可取肺、皮质、内分泌、三焦穴为主穴，随证加减，每周一次。

2．中药熏洗治疗　取羌活、白附子、白芷、菊花、桑叶、刺蒺藜、防风、白鲜皮、茵陈、土茯苓等量水煎，取煎好的药汁熏洗患处，两日一次，熏洗后擦拭保湿品，局部皮损干燥肥厚者可封包治疗。

3．梅花针叩刺　局部苔藓化明显者，可用梅花针局部来回叩刺，每日 1 次。可在梅花针操作后，配合拔罐进行放血疗法。

4．火针　适用于局部皮肤肥厚伴瘙痒明显者，每日 1 次，连续治疗 1 周。

七、调理防护

1. 保持心情愉悦，避免情绪紧张、激动，生活规律，注意劳逸结合。

2. 避免过度搔抓、摩擦，忌用热水烫洗。对于因搔抓破损的患处，应注意皮肤消毒，避免感染，若破损处瘙痒剧烈、局部皮肤发烫、流脓等，应及时就医。

3. 饮食清淡且规律，避免饮酒、发物、辛辣刺激食品，保持大便通畅。

八、临床医案

罗某，女，29 岁。2008 年 11 月 5 日就诊。

现病史：7 年前开始颈项部皮肤红斑丘疹伴反复瘙痒，脱屑肥厚，边界不清，一直在社区医院中西医结合治疗，效果不明显，近日复发。

刻下症见：颈项部皮肤红斑丘疹伴反复瘙痒，脱屑肥厚，边界不清，易口干，余无特殊，纳可眠一般，二便调。

过敏史：对磺胺类过敏。

中医诊断：摄领疮——风湿热毒蕴结证。

西医诊断：神经性皮炎。

治则治法：祛风清热，解毒散结。

中药处方：自拟从革解毒汤（皮肤解毒汤）。

乌梅 15g	莪术 15g	土茯苓 15g
红条紫草 15g	苏叶 15g	防风 15g
柴胡 15g	白鲜皮 15g	牡丹皮 15g
生地黄 15g	珍珠母先煎 30g	地龙干 15g
苦参 15g	甘草 10g	徐长卿 15g

其他治疗：消炎止痒霜结合糠酸莫米松乳膏混合外用；口服成都中医药大学附属医院院内制剂祛风止痒片。

连续服用 4 剂中药后患者自觉瘙痒明显减轻，7 剂中药后瘙痒消失，原方连续服用 2 个月后，患者颈项部皮肤皮疹色变淡，皮损变薄，苔藓样变范围明显减少。

从革解毒汤： 禤国维国医大师认为金曰从革，从革乃肺主皮毛之义，故从革解毒汤即皮肤解毒汤。禤教授自拟从革解毒汤，其核心药味为紫草、土茯苓、莪术、乌梅。其中紫草凉血，功能透解血分热毒；土茯苓祛湿，专祛肌肤筋骨间湿毒；莪术破血化瘀，专祛瘀毒；乌梅润燥生津。共奏活血凉血，祛湿解毒之效。

（案源：《当代中医皮肤科临床家丛书·禤国维》[1]）

1 李红毅，欧阳卫权．当代中医皮肤科临床家丛书·禤国维[M]．北京：中国医药科技出版社，2014：103．

第五章

黧黑斑（黄褐斑）

一、疾病概述

黧黑斑是指由于皮肤色素沉着而在面部呈现局限性褐色斑的皮肤病。其临床特点是面部出现淡褐色至深褐色色素斑片，对称分布，无自觉症状，日晒后加重。本病好发于青中年女性，尤以孕妇或经血不调的妇女为多，部分患者可伴有其他慢性病史。一般夏季加重，冬季减轻。西医称之为黄褐斑。黧黑斑之病名首见于《外科正宗·女人面生黧黑斑》，曰："黧黑斑者，水亏不能制火，血弱不能华肉，以致火燥结成斑黑，色枯不泽。朝服肾气丸，以滋化源，早晚以玉容丸洗面斑上，日久渐退，兼戒忧思动火劳伤等件。"本病属中医"面尘"的范畴，其中因肝病引起者称为"肝斑"，对称分布面颊部，形如蝴蝶称作蝴蝶斑，因妊娠而发病者称为"妊娠斑"。

二、病因病机

本病多与肝、脾、肾三脏关系密切，气血不能上荣于面为主要病机。

1．肝郁气滞　情志不畅导致肝郁气滞，气郁化热，熏蒸于面，灼伤阴血而生。

2．肝肾不足　本病女性患者较多，多为冲任失调，肝肾不足，水火不济，虚火上炎所致。

3．脾虚湿蕴　饮食不节，忧思过度，损伤脾胃，脾失健运，湿热内生，熏蒸而致病。

4．气滞血瘀　一些慢性疾病致营卫失和，气血运行不畅，气滞血瘀，面失所养而成。

西医学认为，本病病因尚不清楚，有多种因素涉及本病的病理发生，包括遗传易感倾向、紫外线照射、口服避孕药物、妊娠和某些化妆品应用等。

三、临床表现

皮损对称发生于颜面，以两颊、额颧及鼻唇间等处为多见。皮损为淡褐色至深褐色、淡黑色斑片，大小不等，形状各异，孤立散在或融合成片，边缘较明显，表面光滑无鳞屑。无自觉症状，慢性病程。因妊娠而发病者，多开始于孕后 2 ~ 5 个月，分娩后逐渐消失，但也有皮损不退者。

四、鉴别诊断

1．雀斑　皮疹分散而不融合，斑点较小；夏重冬轻或消失；有家族史。

2．艾迪生病　即原发性慢性肾上腺皮质功能减退症，色素沉着除发生于皮肤外，黏膜上也有褐黑色斑片；皮肤和黏膜色素沉着，多呈弥漫性，以暴露部位、经常摩擦部位和指 / 趾甲根部、瘢痕、乳晕、外生殖器、肛门周围、牙龈、口腔黏膜、结膜为明显，常伴有神疲乏力、怕冷、舌胖脉细等症状。

3．瑞尔黑变病　有长期接触煤焦油史；皮损主要在面颈部等暴露部位，其特点是面部边缘性、片状色素沉着和轻微毛细血管扩张、轻度毛囊角化和细薄鳞屑。

五、中医内治

本病以疏肝、健脾、补肾、化瘀为基本治疗原则。临床应辨证论治，随症加减。

1．肝郁气滞证

证候：多见于女性，斑色深褐，弥漫分布；伴有烦躁不安，胸胁胀满，经前乳房胀痛，月经不调，口苦咽干；舌质红，苔薄，脉弦细。

证候分析：情志不畅，肝郁气滞，化热生火，熏蒸于面，灼伤阴血而生大小不等、深褐色斑片，见烦躁不安，胸胁胀满，经前乳房胀痛，月经不调等症；舌质红，苔薄，脉弦细皆为肝郁气滞之证。

治法：疏肝理气，活血消斑。

处方：逍遥散加减。

常用药：柴胡、白芍、当归、白术、茯苓、丹参、川芎、甘草。伴口苦咽干、大便秘结者，加牡丹皮、栀子；月经不调者，加女贞子、香附；斑色深褐而面色晦暗者，加桃仁、红花、益母草。

2．肝肾不足证

证候：斑色褐黑，面色晦暗；伴有头晕耳鸣，腰膝酸软，失眠健忘，五心烦热；舌质红，少苔，脉细。

证候分析：冲任失调，肝肾不足，水火不济，阴虚火旺，虚火上炎颜面，熏蒸阴血而生褐斑；腰为肾之府，肾虚腰失所养，故见腰膝酸软；肾阴不足，不能生髓上充脑海，故见头晕；心肾不交，肝虚不能藏魂，故见眠差；舌红，苔少，脉沉细为阴虚火旺之象。

治法：补益肝肾，滋阴降火。

处方：六味地黄丸加减。

常用药：熟地黄、山茱萸、怀山药、牡丹皮、白茯苓、泽泻、女贞子、墨旱莲。阴虚火旺明显者，加知母、黄柏；失眠多梦者，加龙骨、牡蛎、珍珠母；褐斑日久色深者，加丹参、僵蚕。

3．脾虚湿蕴证

证候：斑色灰褐，状如尘土附着；伴有疲乏无力，纳呆困倦，月经色淡，白带量多；舌质淡胖边有齿痕，苔白腻，脉濡或细。

证候分析：饮食失节，忧思过度，损伤脾胃，脾失健运，湿热内生，熏蒸于面而致病，见灰褐斑；脾虚失运，故疲乏无力，纳呆困倦；湿蕴于内，故月经色淡，白带量多；舌质淡胖边有齿痕，苔白腻，脉濡或细皆为脾虚湿蕴之证。

治法：健脾益气，祛湿消斑。

处方：参苓白术散加减。

常用药：党参、黄芪、白术、茯苓、炙甘草、当归身、橘皮、升麻、柴胡。伴月经量少而色淡者，加红花、益母草。

4．气滞血瘀证

证候：斑色灰褐或黑褐；多伴有慢性肝病病史，或月经色暗有血块，或痛经；舌质暗红有瘀斑，苔薄，脉涩。

证候分析：慢性疾病，营卫失和，气血运行不畅，气滞血瘀，面失所养而成灰褐或黑褐斑片；血脉瘀阻故月经色暗有血块、痛经；舌质暗红有瘀斑，苔薄，脉涩皆为气滞血瘀之证。

治法：理气活血，化瘀消斑。

处方：桃红四物汤加减。

常用药：当归、生地黄、桃仁、红花、枳壳、赤芍、甘草、桔梗、川芎、牛膝。胸胁胀痛者，加柴胡、郁金；痛经者，加香附、乌药、益母草；病程长者，加僵蚕、白芷。

六、外治

1．搽面　用玉容散粉末搽面，早、晚各 1 次；茯苓粉，每日 1 匙，洗面或外搽，早、晚各 1 次；白附子、白芷、滑石各 250g，共研细末，每日早晚蘸末搽面。

2．中药面膜　赤芍、丹参、桃仁、红花、白及、僵蚕、白丁香、白附子等各等份，研成粉末，加适当基质配制成中药面膜，每次敷于面部 30 分钟，每日 1 次。

3．针刺疗法

（1）体针：取肝俞、肾俞、风池为主穴，迎香、太阳、曲池、血海为辅穴。肝郁加内关、太冲，脾虚加足三里、气海；肾虚加三阴交、阴陵泉。毫针刺入，留针 20 分钟，每日 1 次，10 次为 1 个疗程。

（2）耳针：取内分泌、皮质下、热穴，消毒皮肤后用三棱针尖刺破至微出血，再以消毒棉球敷盖。

（3）穴位埋线：可取肝俞、脾俞、肾俞、膈俞、合谷、足三里、面部阿是穴等穴位埋线。

4．按摩疗法　面部涂抹祛斑药物霜剂后，用双手沿面部经络循行路线按摩，并按压穴位。

5．面部刮痧　经络能够运行人体气血，沟通脏腑内外，皮部属于经络系统的一部分，故可以通过刮拭面部表皮进行刺激，从而达到疏通面部经络、调和脏腑气血的作用。

七、调理防护

1．心情舒畅，保持乐观情绪，避免忧思恼怒。

2．注意劳逸结合，睡眠充足，避免劳损。

3．避免日光暴晒，慎用含香料和药物性化妆品，忌用刺激性药物及激素类药物。

4．多食含维生素 C 的蔬菜、水果，忌食辛辣，忌烟酒。

八、临床医案

刘某，女，35岁。2022年3月7日就诊。

主诉：面部褐色斑片伴眠差9年余。

现病史：患者面颊可见褐色斑片，边界清楚。自诉眠差，无睡意，甚可通宵不眠，第二日自觉疲惫。左侧肢体僵硬感。情绪不佳，焦虑抑郁。自诉生育后足冷、痛，伴腰膝酸软，月经淋漓，痛经。大便不成形，小便频数。舌暗苔薄黄腻，舌尖红，脉弦细。

诊断：黧黑斑。

辨证：气血不足、肝郁肾虚证。

治法：益气养血，疏肝补肾。

方剂：柴芍龙牡汤合桃红四物汤加减。

药物：

竹叶柴胡5g	白芍10g	龙骨15g	牡蛎15g
桃仁10g	红花5g	当归10g	川芎5g
生地黄15g	檀香3g	盐菟丝子15g	泽泻15g
酒女贞子20g	柏子仁15g	炒酸枣仁15g	黄芪20g
鸡血藤30g	丹参15g	天麻15g	制白附子3g

8剂。水煎服，每日1剂。分3次，每次150ml，饭后半小时温服。

二诊：患者颜面部斑片颜色较前变淡，下肢沉重感较前缓解，自觉头颈、小腿外侧胀痛，舌暗苔薄黄腻，舌尖红，脉弦细。

药物：

龙骨15g	丹参15g	牡蛎15g	酸枣仁15g
黄芪20g	鸡血藤30g	女贞子30g	刺猬皮15g
生地黄15g	当归20g	太子参20g	檀香3g
红花5g	桃仁10g	天麻15g	土鳖虫10g
盐菟丝子15g	泽泻15g	制白附子3g	柏子仁15g

6剂。水煎服，每日1剂。分3次，每次150ml，饭后半小时温服。

三诊：患者面部斑片明显减少，睡眠较前改善，自觉心慌、气短，疲乏肢软，痛经缓解，经量少，足底疼痛，大便溏，小便频多。舌暗苔薄黄腻，中心裂纹，脉弦。

药物：

黄芪 30g	当归 20g	柏子仁 15g	生地黄 20g
土鳖虫 10g	桃仁 10g	龙骨 15g	鸡血藤 40g
川芎 3g	檀香 3g	太子参 20g	红花 5g
盐菟丝子 15g	天麻 20g	细辛 3g	酒女贞子 30g
烫刺猬皮 15g	泽泻 15g	牡蛎 15g	

8 剂。水煎服，每日 1 剂。分 3 次，每次 150ml，饭后半小时温服。

后患者未再就诊。

（案源：成都中医药大学附属医院皮肤科艾儒棣教授门诊）

第六章
油风（斑秃）

一、疾病概述

油风，是一种头发突然发生斑块状脱落的非瘢痕性的局限性脱发性疾病，因头发脱落部位头皮光亮而得名，相当于西医学的斑秃。本病病程缓慢，可自行缓解和复发。临床上主要表现为突然出现的边界清楚的斑片状脱发，脱发区可出现局部皮肤变薄，无炎症反应，无瘢痕；患者一般无自觉症状，可发生于任何年龄，男女皆可发病，青壮年多见。本病俗称“鬼剃头”“鬼舐头”，《诸病源候论》曰：“人有风邪在头，有偏虚处，则发秃落，肌肉枯死，或如钱大，或如指大，发不生，亦不痒。”明代陈实功在《外科正宗》中首创“油风”之名，认为此“乃血虚不能随气荣养肌肤，故毛发根空，脱落成片，皮肤光亮，痒如虫行，此皆风热乘虚攻注而然。治当神应养真丹服之，外以海艾汤熏洗并效”。

二、病因病机

《诸病源候论》记载：“足少阴之经血，外养于发，血气盛，发则光润；若虚，则血不能养发，故发无润泽也。”中医认为本病多由肝肾不足、精血亏虚所致，同时与血热生风、肝郁血燥、气滞血瘀、脾胃虚弱、气血亏虚等相关。

1. 血热生风 过食辛辣刺激及肥甘厚腻，或情志不遂，郁而化火，耗损阴血，血热生风，上冲巅顶，毛发失于阴血濡养而突然脱落。

2. 气滞血瘀 肝气郁结，气机不畅，血液运行不利，致气滞血瘀，血不能濡养毛发而致局部脱落。

3. 脾胃虚弱 脾胃虚弱、气血生化无源，致血虚生风，发失所养。

4. 气血亏虚 久病及产后气血亏耗，精血两虚，毛发失养，发脱难生。

5. 肝肾不足 肝藏血，肾藏精，肝肾亏虚，精不化血，精血不足则发无生长之源，毛根空虚则成片脱落。

西医学认为本病的病因病机尚不完全清楚，可能由神经中枢功能障碍所致，与精神及心理因素、内分泌失调、自身免疫及遗传因素等有关。

三、临床表现

（一）典型表现

本病可发生于任何年龄，多见于青壮年。典型表现为突然出现的圆形或椭圆形、直径 1～10cm、数目不等、边界清楚的脱发区，患处皮肤光滑，无炎症、鳞屑和瘢痕，可相互连接成片。一般无自觉症状，偶有头皮轻度麻、痒感。多在无意间发现，常在精神紧张、情绪过分波动、过度劳累等情况后出现。

按病期可分为进展期、静止期及恢复期。进展期脱发区边缘头发松动，很易拔出（轻拉试验阳性），显微镜下可见毛干近端萎缩，呈上粗下细的惊叹号样，如损害继续扩大，数目增多，可互相融合成不规则的斑片；静止期时脱发斑边缘的头发不再松动，大多数患者在脱发静止 3～4 个月后进入恢复期；恢复期有新毛发长出，最初出现细软色浅的绒毛，逐渐增粗，颜色变深，最后完全恢复正常。本病病程较长，甚至持续数年，多数可自愈，但也有反复发作或随长随落者。一般头皮边缘部位头发较难再生，全秃和普秃患者病程可迁延，且发病年龄越小，恢复可能性也越小。

（二）特殊表现

1．全秃　表现为头发全部脱光。

2．普秃　表现为头发、眉毛、睫毛、胡须、腋毛、阴毛甚至全身毳毛全部脱落。

3．匍行性斑秃　表现为沿颞部和枕部头皮边缘的条带状脱发。

4．指甲病变　表现为指 / 趾甲凹凸不平、粗糙或脱落，儿童常见。

四、鉴别诊断

1．白秃疮（白癣）　头癣的一种，多见于学龄儿童，男性多于女性。皮损特征是在头皮有圆形或不规则的覆盖灰白鳞屑的斑片，病损区毛发干枯无泽，参差不齐。头发易于拔落且不疼痛，病发根部包绕有白色鳞屑形成的菌鞘，自觉瘙痒。发病部位以头顶、枕部居多，但发缘处一般不被累及。青春期可自愈，秃发也能再生，不遗留瘢痕。真菌镜检易查见菌丝及孢子。

2．白屑风（脂溢性脱发）　头发呈稀疏、散在性脱落，脱发多从额角开始，延及前头及顶部，头皮覆盖有糠秕状或油腻性鳞屑，梳抓时层层白屑脱落，常伴有不同程度的瘙痒。

五、中医内治

本病分虚实，实证以清热活血为主，血热清则血归经，瘀血去则新血生；虚证以补益为主，精血充则新发生。治疗应内外结合以促进毛发生长。

1．肝郁血热证

证候：突然成片脱发，病情进展快，偶有头皮瘙痒，或伴头部烘热；心烦易怒，急躁不安，失眠多梦；舌质红，苔薄黄或薄白，脉弦数。

治法：疏肝清热，凉血息风。

处方：丹栀逍遥散加减。

常用药：牡丹皮、栀子、当归、生地黄、柴胡、赤芍、茯苓、白术、甘草、薄荷等。瘙痒明显者加白鲜皮、地肤子；口苦口干者加黄连、天花粉、沙参。

2．气滞血瘀证

证候：突然脱发而无任何自觉症状；或病程较长，病前有明确的情志波动或精神紧张史等，脱发区触痛、刺痛，伴眠差噩梦，烦热难眠；舌质暗红，舌有瘀斑或瘀点，苔薄，脉弦涩或弦细。

治法：通窍活血，祛瘀生发。

处方：通窍活血汤加减。

常用药：赤芍、川芎、桃仁、红花等。头皮刺痛者加白芍、羌活；头痛者加天麻；烦热失眠加丹参、栀子；急躁易怒加牡丹皮、栀子。

3．气血两虚证

证候：多在病后或产后头发呈斑块状脱落，并呈渐进性加重，范围由小而大，毛发稀疏枯槁，触摸易脱；伴唇白，心悸，气短懒言，倦怠乏力；舌质淡，苔薄白，脉细弱或沉细。

治法：补益气血，养血生发。

处方：八珍汤加减。

常用药：人参、当归、熟地黄、白术、茯苓、川芎、白芍、甘草。乏力、气短明显加黄芪；口干口渴者易人参为南沙参；胃纳欠佳加焦山楂、焦神曲；食后腹胀加陈皮、厚朴。

4．肝肾不足证

证候：病程日久，平素头发焦黄或花白，发病时呈大片均匀脱落，严重者全身毛发脱落；伴头昏、耳鸣、目眩、五心烦热、腰膝酸软、遗精盗汗、夜寐欠安等，舌质淡，苔薄，脉细数或沉弱。

治法：滋补肝肾、养血祛风。

处方：神应养真丹加减。

常用药：熟地黄、当归、黄芪、枸杞子、菟丝子、桑椹、墨旱莲、白芍、首乌藤、羌活、天麻、川芎等。腰膝酸软加杜仲、桑寄生；头目眩晕、心烦加仙茅、淫羊藿；心烦失眠加酸枣仁、远志。

六、外治

1．斑秃酊　外用中药酊剂外搽可疏通头部经络，改善斑秃区血液循环，使气血充盛，经络通畅，毛发得以濡养。

（1）侧柏叶浸剂组成：鲜侧柏叶 32g，75% 乙醇 100ml。用 75% 乙醇 100ml，将侧柏叶放入乙醇中浸泡 7 天，然后用棉花球蘸药液少许，局部搽拭，每日 3 次，坚持使用。

（2）生发酊组成：制何首乌 20g、当归 20g、红花 10g、三七 20g、生晒参 20g、墨旱莲 20g、骨碎补 20g、肉桂 20g，用 75% 医用乙醇 1 000ml 浸泡 7 天，每次用棉签蘸药液少许，局部搽拭，每日 3 次，坚持使用。

2．梅花针　通过叩刺患处皮肤以疏通经络、化瘀散结，达到活血生新的作用。

3．毫针　《医宗金鉴》记载："宜针砭其光亮之处，出紫血，毛发庶可复生。"针刺是通过对穴位刺激，激发经气，促进血气运行，改善局部血液循环，促进毛发新生。

（1）局部围刺。

（2）体针取穴：主穴为百会、头维、生发穴（风池与风府连线之中点）；配穴为翳明、上星、太阳、风池、鱼腰、丝竹空、四神聪、安眠穴。操作以主穴为主，每次选取 5 ~ 7 穴，交替使用。视体质强弱及证情虚实运用补泻手法，可不留针或用电针，每日或隔日针刺 1 次，10 次为一疗程。治疗期间嘱患者每日早晚自行按摩头皮。

4．火针　通过火针刺激斑秃局部，可将热直接传入体内，激发阳气，开通腠理以给贼邪出路，达到治病祛邪之目的。火针可使毛囊周围小血管数目、毛囊细胞分裂活动增加，恢复毛囊功能，促进毛发再生。

5．灸法　艾灸可通过升高局部温度、促进血液循环，改善毛囊的营养，促进毛发再生。艾灸选取斑秃局部、百会、血海和足三里穴等穴位。

七、调理防护

1. 保持心情舒畅，规律作息。

2. 注意饮食结构，忌食辛辣刺激食物。

3. 洗头发的时候水温不宜过高或者是过低，不能使用碱性的肥皂或者是刺激性较强的洗发露。

八、临床医案

孙某，女，22 岁。2022 年 1 月 13 日初诊。

主诉：反复头发及眉毛脱落 6 年余。

现病史：反复头发及眉毛脱落，头皮变薄，毛囊存在，可见白色小绒毛生长，二便调，月经及白带正常，睡眠可，舌暗，苔薄黄腻，边有齿印，舌尖红，脉弦微滑。

中医诊断：油风。

西医诊断：①斑秃；②脂溢性脱发。

处方：

檀香 3g	生山楂 15g	建曲 10g	姜厚朴 10g
陈皮 5g	炒苍术 5g	甘草 3g	桑白皮 10g
地骨皮 10g	侧柏叶 15g	茯神 15g	白术 20g
石菖蒲 5g	黄芪 15g	防风 5g	鸡血藤 20g

50 剂，每日 1 剂，分 3 次服，饭后半小时温服。

2022 年 3 月 7 日二诊：服上方后头部可见新生毳毛，头皮油腻，颈、背部多发真菌性毛囊炎，二便调。末次月经 2 月 14 日，量多，伴血块，5～6 天净，痛经。舌质暗，舌尖红，苔薄黄，脉弦微滑。

处方：

檀香 3g	生山楂 15g	建曲 10g	夏枯草 15g
陈皮 5g	炒苍术 5g	甘草 3g	桑白皮 15g
侧柏叶 15g	茯神 15g	白术 30g	石菖蒲 5g
黄芪 20g	防风 5g		

鸡血藤 20g 白花蛇舌草 15g 苦参 8g

60 剂，服法同前。

2022 年 7 月 4 日三诊：皮肤镜下可见脱发处毛囊恢复，内见毳毛生长，背部新发丘疹，月经规律，舌暗边有齿印，苔薄黄腻，脉弦。

白术 30g	檀香 3g	陈皮 5g	防风 5g
甘草 3g	合欢皮 15g	黄芪 30g	鸡血藤 20g
苦参 8g	桑白皮 15g	生山楂 20g	石菖蒲 5g
侧柏叶 15g	黄精 20g	茯神 20g	白花蛇舌草 15g

30 剂，服法同前。

后患者未再就诊。

（案源：成都中医药大学附属医院皮肤科艾儒棣教授门诊）

第七章

蛇串疮（带状疱疹）

一、疾病概述

蛇串疮，即带状疱疹，是由于水痘－带状疱疹病毒感染，潜伏病毒的内源性物质被再次激活导致皮肤黏膜感染而引起，以沿单侧周围神经分布的簇集性小水疱为特征，常伴明显的神经痛，多见于成人，好发于春秋季节。本病年龄越大发病率越高，且老年人更易发生带状疱疹后遗神经痛。中医又称为缠腰火丹。

二、病因病机

本病的发生多因肝经郁热、脾虚湿蕴、气滞血瘀而引起。临床上，本病初期以湿热火毒为主，后期则是因正虚血瘀兼夹湿邪为患。

1．肝经郁热 情志内伤，致肝气郁结，郁久化热，肝经火毒蕴积日久而发病。

2．脾虚湿蕴 素体脾胃不足，脾虚不运，水湿凝聚，外湿侵袭，内外合邪，水湿下注，此型多发于阴部和下肢。

3．气滞血瘀 年老体弱者，多因正虚致气血凝滞，经络阻塞不通，以致疼痛剧烈，病程迁延不愈。

西医学认为带状疱疹是由于感染水痘－带状疱疹病毒，病毒潜伏于神经节部位，待机体免疫力下降而发病。病毒经呼吸道黏膜进入血液形成病毒血症，发生水痘或呈隐性感染，后病毒潜伏于脊髓后根神经节或脑神经感觉神经节内；当机体受到某种刺激（如创伤、疲劳、病后虚弱或恶性肿瘤等）导致机体抵抗力下降时，潜伏病毒被激活，沿感觉神经轴索下行，到达该神经所支配区域的皮肤内复制，产生水疱，同时受累神经发生炎症、坏死，产生神经疼痛。本病愈后可获得较持久的免疫，故一般不会再发。

三、临床特点

（一）典型表现

本病发病时患处常有条索状皮肤刺痛，疼痛可发生在皮疹出现之前，也可发生在皮疹出现之后，也可伴随皮疹同时出现。皮肤刺痛轻重不等，常扩大到皮损范围之外，皮疹消失后，疼痛可持续数月，甚至更长时间。可伴有轻度发热、疲乏无力、胃纳不佳，苔薄黄、脉弦数等全身症状。

皮损多先为带状或片状的红色斑丘疹，很快发为绿豆至黄豆大小的水疱，3～5个簇集成群，累累如串珠，聚集一处或数处，排列成带状，疱群之间间隔正常皮肤，疱液初透明，5～6天后转为浑浊，重者有出血点、血疱或坏死。轻者无皮损，仅有刺痛感，或稍有潮红。皮疹常发生于身体一侧，如腰胁部、胸部、颜面部、大腿内侧等，一般不超过正中线。发于面部者，病情较重，疼痛剧烈，往往伴有附近臀核的肿痛，甚至影响视力和听觉，治疗时应特别注意。本病病程2周左右，严重者迁延日久，但一般不超过1个月。

（二）特殊表现

1．眼带状疱疹　系病毒侵犯三叉神经，多见于老年人，疼痛剧烈，可累及角膜形成溃疡性角膜炎。

2．耳带状疱疹　系病毒侵犯面神经及听神经所致，表现为耳道或鼓膜疱疹。膝状神经节受累同时侵犯面神经的运动和感觉神经纤维时，可出现面瘫、耳痛及外耳道疱疹三联征，称为拉姆齐·亨特综合征（Ramsay Hunt syndrome）。

3．带状疱疹后遗神经痛　带状疱疹在发疹前、发疹时以及皮损痊愈后均可伴有神经痛，统称带状疱疹相关性疼痛。如果皮损消退后（通常4周后）神经痛持续存在，则称为带状疱疹后遗神经痛。

4．其他　由于患者机体抵抗力差异，可表现为顿挫型（不出现皮损仅有神经痛）、不全型（仅出现红斑、丘疹而不发生水疱即消退）、大疱型、出血型、坏疽型和泛发型（同时累及2个以上神经节产生对侧或同侧多个区域皮损），病毒偶可经血液播散产生广泛性水痘样疹并侵犯肺和脑等器官，称为播散性带状疱疹。

四、鉴别诊断

本病应与单纯疱疹相鉴别。单纯疱疹病因是单纯疱疹病毒（herpes simplex

virus，HSV），分为 HSV1 型和 HSV2 型，好发于皮肤黏膜交界处，为针头大小到绿豆大小的水疱，常为一群，一般无全身不适感，病程 1～2 周，愈后易复发。本病多由水痘－带状疱疹病毒（varicella-zoster virus，VZV）感染所致，多沿神经走向排列成带状，为多个成群水疱，疱群间有正常皮肤间隔，神经痛明显，愈后多不再复发。

五、中医内治

本病的治疗以清热利湿、行气止痛为主。治疗过程中要辨明湿热之中湿重还是热重，毒热之中，毒重还是热重。初期以清热利湿为主，兼以活血化瘀；后期以活血通络为主，兼以清热解毒。

1．肝经郁热证

证候：表现为皮损鲜红，疱壁紧张，灼热刺痛。伴有口苦咽干、烦躁易怒，大便干，小便黄。舌红，苔薄黄或黄厚，脉弦滑数。

证候分析：情志内伤，致肝气郁结，郁久化热，肝经火毒蕴积日久，火热之邪灼络，故见皮损鲜红，灼热刺痛。肝经郁热，故见情志不畅，烦躁易怒，口苦咽干等。

治法：清泻肝火，解毒止痛。

处方：龙胆泻肝汤加减。

常用药：龙胆草、栀子、黄芩、木通、泽泻、车前子、柴胡、当归、生地黄、甘草等。大便干结者，加生大黄以泻热通便；疼痛剧烈者，加川楝子、延胡索疏肝理气通络止痛。

2．脾虚湿蕴证

证候：表现为皮损处颜色较淡，疱壁松弛，疼痛略轻。伴有纳少腹胀，大便溏。舌质淡，苔白或白腻，脉沉缓或滑。

证候分析：素体脾胃不足，气血虚弱，故见皮损颜色淡、疼痛轻；脾虚不运，水湿凝聚，气机不畅，故见纳少腹胀，湿重则见大便溏。

治法：健脾利湿，解毒止痛。

处方：除湿胃苓汤加减。

常用药：苍术、厚朴、陈皮、猪苓、泽泻、赤茯苓、白术、滑石、防风、栀子、木通等。腹胀明显者加神曲、香附等行气健脾；水疱大而多者加萆薢、白花蛇舌草渗湿解毒。

3．气滞血瘀证

证候：皮损消退中或消退后局部剧烈疼痛，夜间疼痛加重，坐卧不安，重者可持续数月或更长。舌质暗，苔白，脉弦细。

证候分析：患者感受湿邪，湿性黏滞，最易阻滞气机，气滞则血凝，凝之日久则成瘀，不通则痛，故见剧烈疼痛。湿热久羁，逐渐由气分转入血分，故见夜间疼痛加重。

治法：理气活血，通络止痛。

处方：桃红四物汤加减。

常用药：桃仁、红花、熟地黄、当归、芍药、川芎、制香附、延胡索、莪术、珍珠母、生牡蛎、磁石等。夜寐不安者，加酸枣仁宁心安神；年老体虚者，加黄芪、党参益气扶正。

六、外治

1．针灸

（1）局部围刺法：可阻断病灶，预防邪气扩散。

（2）辨证取穴：以合谷、曲池、内关、三阴交、阳陵泉为主穴，肝经热郁者多取行间、大敦、太冲、支沟；脾胃湿热者多取内庭、阴陵泉、隐白；瘀血阻滞者多取血海、膈俞。

（3）梅花针：对于皮损处疼痛可以梅花针轻叩缓解疼痛。

2．据皮损敷药

（1）初期水疱焮热灼痛，以清热、消肿、止痛之软膏外敷。

（2）湿热偏重而皮损有糜烂浸淫时，以解毒祛湿之马齿苋煎水湿敷。

（3）皮损趋于干燥接近痊愈之时，以祛湿解毒刺激小的油粉剂外敷，以保护新生皮肤。

3．二味拔毒散外用　该方由雄黄、明矾等分研细制成。使用时将药物以绿茶水调和成糊状，敷于疱疹处，待药糊干后，可刮除药物，第二次敷药时，需先将皮损处药物清洗干净再敷药。需注意皮肤破损处不可使用该药。

七、调理防护

1．注意休息，加强锻炼，增强免疫力。

2．饮食清淡，忌食肥甘厚味，多吃蔬菜水果，保持大便通畅。

3．避免用热水烫洗患处，衣物应宽松柔软，避免刺激患处。

4．皮损局部保持干燥、清洁，忌用刺激性强的软膏涂敷，以防皮损范围扩大或加重病情。

八、临床医案

宋某，男，58岁。

现病史：患者右侧腰腹部满布疱疹，前达脐周，后达脊柱，呈半圆带状分布，疱壁紧张，皮损鲜红，灼热刺痛难以自持，时有3日；工作劳累时疼痛加重，左侧皮肤无异常；平素心烦易怒，口苦咽干，喜饮；大便略干燥，小便黄；舌红、苔薄黄，脉弦数。

中医诊断：缠腰火丹——肝经郁热证。

西医诊断：带状疱疹。

治法：清利肝胆。

处方：龙胆泻肝汤加减。

药物：

黄芩 15g	龙胆草 5g	栀子 10g	生地黄 15g
车前草 10g	泽泻 10g	通草 10g	当归 10g
柴胡 10g	乳香 10g	没药 10g	甘草 5g

每日1剂，水煎服。同时皮损处针灸围刺30分钟。

以棉签蘸取少许药液外擦患处，每晚1次；建议患者适当参加集体活动，保持心情舒畅。治疗7天后，临床痊愈。

（案源：成都中医药大学附属医院郭静教授门诊）

第八章

肺风粉刺（痤疮）

一、疾病概述

肺风粉刺是一种以颜面、胸、背等处见丘疹顶端如刺状，可挤出白色粟米样粉汁为主的毛囊、皮脂腺的慢性炎症。其临床特点是丘疹、脓疱等皮疹多发于颜面、前胸、后背等皮脂腺丰富处，常伴有皮脂溢出。多见于青春期男女。《医宗金鉴·外科心法要诀》对肺风粉刺记载曰："此证由肺经血热而成。每发于面鼻，起碎疙瘩，形如黍屑，色赤肿痛，破出白粉汁。"中医文献中又称"肺风粉刺""面疮""酒刺"，俗称"青春疙瘩""青春痘"。本病相当于西医学的痤疮。

二、病因病机

本病早期以肺热及肠胃湿热为主，晚期有痰瘀。

1．肺经风热 素体阳热偏盛，肺经蕴热，复受风邪，熏蒸面部而发。

2．肠胃湿热 过食辛辣肥甘厚味，肠胃湿热互结，上蒸颜面而致。

3．痰湿瘀滞 脾气不足，运化失常，湿浊内停，郁久化热，热灼津液，煎炼成痰，湿热瘀痰凝滞肌肤而发。

西医学认为，痤疮是一种多因素疾病，其发病主要与雄激素及皮脂分泌增加、毛囊皮脂腺导管角化异常、痤疮丙酸杆菌增殖及继发炎症反应四大因素相关。

三、临床表现

本病好发于颜面、颈、胸背等处。皮损初起为针头大小的毛囊性丘疹，或为白头粉刺、黑头粉刺，可挤出白色或淡黄色脂栓，因感染而成红色小丘疹，顶端可出现小脓疱。愈后可留暂时性色素沉着或轻度凹陷性瘢痕。严重者称聚合性痤疮，感染部位较深，出现紫红色结节、脓肿、囊肿，甚至破溃形成窦道和瘢痕，或呈橘皮样改变，常伴皮脂溢出。皮疹反复发生，常因饮食不节、月经前后而加重。自觉有轻度瘙痒，炎症明显时伴疼痛。病程长短不一，青春期后可逐渐痊愈。

四、鉴别诊断

1．酒渣鼻 多见于青壮年，皮疹分布以鼻侧、鼻翼为主，两颊、前额也可发生，不累及其他部位，无黑头粉刺，患部潮红、充血，常伴有毛细血管扩张。

2．职业性痤疮 常发生于接触沥青、煤焦油及石油制品的工人，同工种的人往往多发生同样损害，丘疹密集，伴毛囊角化，除面部外，其他接触部位如手背、前臂、肘部亦有发生。

3．颜面播散性粟粒性狼疮 多见于成年人，损害为粟粒大小淡红色、紫红色结节，表面光滑，对称分布于颊部、眼睑、鼻唇沟等处，用玻片压之可呈苹果酱色。

五、中医内治

本病以清热祛湿为基本治疗原则，或配合化痰散结、活血化瘀等法，内外治相结合。

1．肺经风热证

证候：丘疹色红，或有痒痛，或有脓疱；伴口渴喜饮，大便秘结，小便短赤；舌质红，苔薄黄，脉弦滑。

证候分析：素体阳热偏盛，肺卫不调，外感风热，熏蒸于面部，蕴阻于肌肤，故见红色丘疹；大便秘结，小便短赤，舌质红，苔薄黄，脉弦滑皆为热结之象。

治法：疏风清肺。

处方：枇杷清肺饮加减。

常用药：枇杷叶、桑白皮、黄连、黄芩、生地黄、赤芍、牡丹皮、地骨皮、栀子、生甘草等。伴口渴喜饮者，加生石膏、天花粉；大便秘结者，加生大黄；脓疱多者，加紫花地丁、白花蛇舌草；经前加重者，加香附、益母草、当归。

2．肠胃湿热证

证候：颜面、胸背部皮肤油腻，皮疹红肿疼痛，或有脓疱；伴口臭、便秘、溲黄；舌质红，苔黄腻，脉滑数。

证候分析：饮食不节，过食辛辣饮食、肥甘厚味，助湿生热，湿热互结，循经上蒸见颜面部、胸背部皮肤油腻，丘疹、脓疱红肿疼痛。口臭、便秘，舌红、苔黄腻、脉滑数皆为湿热之象。

治法：清热除湿解毒。

处方：茵陈蒿汤加减。

常用药：茵陈、栀子、黄芩、黄柏、生大黄、蒲公英、生薏苡仁、车前草、生甘草等。伴腹胀，舌苔厚腻者，加生山楂、鸡内金、枳实；脓疱较多者，加白花蛇舌草、野菊花、金银花。

3．痰湿瘀滞证

证候：皮疹颜色暗红，以结节、脓肿、囊肿、瘢痕为主，或见窦道，经久难愈；伴纳呆腹胀；舌质暗红，苔黄腻，脉弦滑。

证候分析：脾虚失运，湿浊内停，郁久化热，灼津成痰，湿热浊痰阻络，瘀滞肌肤见皮疹暗红、结节、脓肿、囊肿等；脾虚失运见纳呆腹胀；舌质暗红，苔黄腻，脉弦滑皆为湿热痰瘀之证。

治法：除湿化痰，活血散结。

处方：二陈汤合桃红四物汤加减。

常用药：当归、桃仁、红花、茯苓、白术、怀山药、姜半夏、陈皮、白芥子、丹参、车前子、白花蛇舌草等。伴妇女痛经者，加益母草、泽兰；伴囊肿成脓者，加贝母、皂角刺、夏枯草；伴结节、囊肿难消者，加三棱、莪术、海藻、昆布。

六、外治

1．皮疹较多者可用颠倒散茶水调涂患处，每日 2 次，或每晚涂 1 次，次晨洗去。

2．脓肿、囊肿、结节较甚者，可外敷金黄膏，每日 2 次。

3．针罐疗法

（1）体针：取穴大椎、合谷、四白、太阳、下关、颊车。肺经风热证，加曲池、肺俞；肠胃湿热证，加大肠俞、足三里、丰隆；月经不调，加膈俞、三阴交。中等刺激，留针 30 分钟，每日 1 次，10 次为 1 个疗程。

（2）耳针：取穴肺、内分泌、交感、脑干、面颊、额区。皮脂溢出加脾；

便秘加大肠；月经不调，加子宫、肝。耳穴压豆，每次取穴4～5个，2～3天换豆1次，5次为1个疗程。

（3）刺络拔罐：可取大椎、肺俞等穴，用三棱针点刺放血后加拔罐3分钟，每周1～2次。

七、调理防护

1. 经常用温水、硫黄皂洗脸，皮脂较多时可每日洗2～3次。

2. 忌食辛辣刺激性食物，如辣椒、酒类；少食油腻、甜食；多食新鲜蔬菜、水果；保持大便通畅。

3. 不要滥用化妆品，有些粉质化妆品会堵塞毛孔，造成皮脂淤积而成粉刺。

4. 禁止用手挤压粉刺，以免炎症扩散，愈后遗留凹陷性瘢痕。

八、临床医案

黄某，女，24岁，2017年8月15日初诊。

主诉：面部反复粉刺、丘疹4年余。

症见：面部油腻，可见较多闭合性白头粉刺；部分可见丘疹，色红，少数化脓，触之皮温稍高，患者自觉时瘙痒、疼痛，口干口臭，大便干，小便正常，舌质红，苔黄，脉弦数。患者自诉平素即使运动面部也不易汗出，喜食辛辣食品，因工作原因经常熬夜，曾辗转各个医院治疗，效果不佳。因婚期将近，应酬较多，夜间熬夜，导致面部皮疹增多且疼痛。

中医诊断：肺风粉刺——肺胃郁热证。

西医诊断：痤疮。

治法：解郁清热，宣上通下。

处方：防风通圣散加减。

药物：

生麻黄5g	防风15g	皂角刺20g	刺蒺藜15g
连翘15g	栀子15g	黄芩10g	生石膏20g
生大黄5g	牡丹皮10g	当归15g	白花蛇舌草15g
生山楂15g	甘草6g		

予以7剂，水煎服，每日1剂，分3次服。

2017 年 8 月 22 日复诊，患者面部油腻改善，未见新发皮疹，闭合粉刺减少，丘疹颜色变暗，疼痛、瘙痒感减轻，口不臭，口干缓解，大便基本正常，舌质淡红，苔薄黄，脉弦数。患者自诉服药期间面部微微汗出。上方的基础减生麻黄为 3g，生石膏为 10g，减大黄为 3g，去牡丹皮、黄芩、栀子。继续予以 7 剂。

2017 年 8 月 29 日复诊，患者症状基本消失，无新发皮疹，自诉现运动后面部汗出，自觉轻松愉快。上述处方上去麻黄、石膏、大黄，加北沙参 10g，生白术 20g。后随诊症状基本消失。

（案源：成都中医药大学附属医院郭静教授门诊）

第九章

漆疮（接触性皮炎）

一、疾病概述

漆疮，相当于接触性皮炎，是指因皮肤或黏膜接触某些外界致病物质后所引起的皮肤急性炎症反应。其发病前有明显的接触史及有一定的潜伏期，皮损限于接触部位，主要表现为红斑、丘疹、水疱、糜烂及渗液，以自觉瘙痒为临床特征。病程自限性，除去病因后可自行痊愈。

二、病因病机

本病多由于禀赋不耐，皮肤腠理不密，接触某些物质，如漆、药物、塑料、橡胶制品、染料和某些植物的花粉、叶、茎等，使毒邪侵入皮肤，蕴郁化热，邪热与气血相搏而发病。

1．热毒湿蕴 毒热外袭，与气血相搏，发于肌肤则皮损潮红、肿胀，热盛肉腐则见糜烂渗出。毒热内盛，热灼津液则口干，溲赤，便干。

2．血虚风燥 病情反复发作，久病阴血虚耗，血虚无以濡养肌肤。

西医学认为接触性皮炎的发生原因，可分为刺激性和变应性接触性皮炎两种。刺激性接触性皮炎是皮肤对化学物质直接损伤的非特异反应，其发病机制包括皮肤屏障破坏、表皮细胞变化和细胞因子释放三方面。变应性接触性皮炎的发病机理属于第Ⅳ型超敏反应。作为接触性皮炎的抗原，大多数是简单化学物质，属半抗原，必须与载体蛋白结合成完全抗原后才能引起机体的敏感。

三、临床特点

本病发病前有明确的接触史。除强酸、强碱等一些强烈的刺激物，立即引起皮损而无潜伏期外，大多需经过一定的潜伏期才发病。第一次接触某种物质，潜伏期在4～5天以上，再次接触发病时间则缩短。一般起病较急。皮损主要表现为红斑、丘疹、丘疱疹、水疱，甚至大疱，破后糜烂、渗液，严重者则可有表皮松解，甚至坏死、溃疡。发生于口唇、眼睑、包皮、阴囊等皮肤组织疏松部位者，皮肤肿胀明显，呈局限性水肿而无明显边缘，皮肤光亮，皮纹消失。

皮损的形态、范围、严重程度取决于接触物质种类、性质、浓度、接触时间的久暂、接触部位和面积大小以及机体对刺激物的反应程度。皮损边界清楚，形状与接触物大抵一致，一般仅局限于刺激物接触部位，尤以面颈、四肢等暴露部位为多，但亦可因搔抓或其他原因，将接触物带至身体其他部位使皮损播散，甚至泛发全身。自觉灼热、瘙痒，严重者感觉灼痒疼痛，少数患者伴畏寒、发热、恶心呕吐、头晕头痛等。

病程有自限性，一般祛除病因后，处理得当，约 1～2 周内痊愈。若反复接触刺激物或处理不当，病情迁延而转变为亚急性或慢性，表现为轻度红斑、丘疹，边界不清，或为皮肤轻度增厚及苔藓样变。

四、鉴别诊断

1. 急性湿疮 无明显的接触史，皮损呈多形性，对称性分布，部位不定，边界欠清楚，病程较长，易转变为慢性。

2. 颜面丹毒 皮损颜色鲜红，边界清楚，形如云片，色如涂丹，局部触痛明显，伴畏寒、发热、头痛、恶心欲呕等全身症状，无明显接触史。

五、中医内治

1. 热毒湿蕴证

证候：起病急骤，皮损鲜红肿胀，其上有水疱或大疱，水疱破后则糜烂、渗液，自觉灼热，瘙痒；伴发热，口渴，大便干结，小便黄赤；舌红，苔微黄，脉弦滑数。

证候分析：禀赋不耐，热毒湿邪蕴结于肌肤，故起病急骤，皮损鲜红肿胀，其上有水疱或大疱，水疱破后则糜烂、渗液，自觉灼热，瘙痒；热毒湿邪内盛则发热，大便干结，小便黄短；热灼津液则口干；舌红、苔微黄、脉弦滑数为热毒湿蕴之象。

治法：清热祛湿，凉血解毒。

处方：化斑解毒汤合龙胆泻肝汤加减。

常用药：玄参、知母、石膏、黄连、升麻、连翘、牛蒡子、甘草、龙胆草、栀子、黄芩、木通、泽泻、车前草等。恶寒发热者，加荆芥、防风。

2．血虚风燥证

主要证候：病情反复发作，皮损肥厚干燥，有鳞屑，或呈苔藓样变，瘙痒剧烈，有抓痕及结痂；舌淡红，苔薄，脉弦细数。

辨证分析：热毒湿邪久羁，故病情反复发作；日久耗伤阴血，血虚生风，肌肤失养则皮损肥厚，干燥，有鳞屑，或呈苔藓样变，瘙痒剧烈，有抓痕及结痂；舌淡红、苔薄、脉细数为血虚风燥之象。

治法：清热祛风，养血润燥。

处方：消风散合当归饮子加减。

常用药：当归、生地黄、防风、蝉蜕、知母、苦参、胡麻、荆芥、苍术、牛蒡子、石膏、甘草、木通、川芎、白芍、白蒺藜、黄芪等。睡眠差者，加酸枣仁、龙骨；反复发作者，加生黄芪、生白术。

六、外治

首先要追查病因，去除刺激物，避免再接触。外治原则与湿疮相同，但用药宜简单、温和，忌用刺激性药物。

1．皮损以潮红、丘疹为主者，选用三黄洗剂外搽，或青黛散冷开水调涂，或 1%～2% 樟脑、5% 薄荷脑粉外涂，每天 5～6 次。

2．皮损以糜烂、渗液为主者，选用绿茶、马齿苋、黄柏、羊蹄草、石韦、蒲公英、桑叶等，煎水湿敷，或以 10% 黄柏溶液湿敷。

3．皮损以糜烂、结痂为主者，选用青黛膏、清凉油乳剂等外搽。

4．皮损以肥厚粗糙为主，或有鳞屑，或呈苔藓样变者，选用软膏剂如 3% 黑豆馏油、糠馏油或橄榄油外涂。

七、调理防护

1．避免再接触刺激物，如因职业关系，应注意防护，必要时调换工种。

2．治疗期间，不宜用热水或肥皂洗涤局部，禁止用刺激性强的外用药物。

八、临床医案

彭某，女，25 岁。2013 年 4 月 8 日因双手潮红、瘙痒 1 年就诊。患者 1 年前接触染发剂后出现双手发红，伴瘙痒、刺痛，此后多次接触染发剂后逐渐加重，自行外用复方醋酸地塞米松乳膏等多种药物后无好转（具体不详），逐渐加重。患者纳眠可，小便正常，大便干燥。舌苔薄黄质常，脉弦数。

初诊：患者皮损见于双手，以手背为甚，潮红肿胀，皮损干燥、肥厚，上覆鳞屑，瘙痒剧烈，纳眠可，小便正常，大便干燥。

西医诊断：接触性皮炎。

中医诊断：漆疮。

辨证：热毒蕴肤证。

治法：清热解毒利湿。

方剂：消风散加减。

药物：

瓜蒌子 30g	忍冬藤 30g	牡丹皮 15g	龙骨先煎 20g
紫荆皮 20g	鸡血藤 30g	地肤子 30g	石决明先煎 20g
益母草 15g	地骨皮 20g	黄芩 15g	重楼 10g
夏枯草 15g	生甘草 6g		

水煎服，每日 1 剂，分 3 次服，每次 150ml，饭后半小时温服，共 14 剂。

嘱患者接触染发剂前做好防护工作，皮损处外涂橄榄油以促进皮损修复，滋润皮肤。

二诊：患者服药后双手皮损潮红、肿胀减轻，仍自觉瘙痒，皮损干燥、肥厚、大便稍干，小便调，舌苔薄黄，质常，脉弦。治疗有效，守方加减，于前方去黄芩，加南沙参 30g、生白术 15g。又进 7 剂。

三诊：患者服药后双手皮损潮红、肿胀消退，伴轻微瘙痒，皮损干燥肥厚缓解，二便调，舌苔薄白、质常，脉细弦。前方去瓜蒌子，加生地黄 15g，再进 7 剂，外治同前。

四诊：患者双手皮肤干燥肥厚进一步缓解，偶觉轻微瘙痒，嘱患者继续使用橄榄油外擦，并以保鲜膜封包，每日 2 次。后电话随访，1 个月后双手皮肤恢复正常。

［按语］随着化妆品类型增多及城镇建设，来源于化妆品、粉尘等因素所致的面部接触性皮炎日益增多。其治疗为去除致敏物后，以消炎止痒，预防感染为主。近年因染发剂、美发药水引起的接触性皮炎，屡见不鲜。中医论本病由于禀赋不充，腠理不密，复因洗发剂中化学物质的刺激，以致外邪乘袭，湿热邪毒阻于肌表而发病。故药选疏风清热，凉血解毒，渗利化湿之品，务使邪

毒湿热从内外分消。艾老治疗该病常以简化消风散为基础处方。方中重楼、黄芩等清热解毒燥湿，生地黄、牡丹皮、紫荆皮凉血清营，地肤子除湿止痒。诸药合用，可获得较好的临床效果。

（案源：成都中医药大学附属医院艾儒棣教授门诊）

第十章

日晒疮（日光性皮炎）

一、疾病概述

日晒疮，即日光性皮炎，俗称晒斑，是由于强烈日光照射引起的急性皮肤炎症反应，多见于春末夏初，妇女和儿童易发病。

二、病因病机

中医认为是在日光暴晒之下，阳热毒邪侵入体表，蕴郁肌肤，灼皮伤肌而致；若毒热夹暑湿或与内湿搏结，浸淫肌肤，则会出现肿胀、水疱，破后糜烂、渗液。

西医将本病分为两类，光毒性和变态反应性。光毒性日光性皮炎任何人皆可患，即受到强烈日光照射后，局部皮肤出现红斑、水肿、水泡等皮损，长期日晒则会导致皮肤皱褶、松弛、干燥、脱屑等。变态反应性日光性皮炎仅体内含有光感物质的人会发病，表现为红肿、风团，类似于过敏反应。

三、临床特点

本病轻者表现为日晒后皮肤红斑，伴有烧灼感、痒痛或刺痛。重者出现皮肤肿胀、水疱，久则干燥、脱屑或色素沉着。甚者可伴有全身症状，如发热、恶心、呕吐、头痛、乏力等。除色素沉着外，日晒伤有时还可激起红斑狼疮、白癜风、毛细血管扩张症等损容性疾病。

四、鉴别诊断

1．湿疹　皮损发生与季节无关。皮损呈多形性、对称性分布，部位不定，边界欠清楚，病程较长。

2．多形性红斑　本病损害多见于手足，如有典型虹膜样红斑更易鉴别，发病与光照有关。

3．神经性皮炎　丘疹扁平与皮纹走行一致，与光照无关，无季节影响。

五、中医内治

本病辨证以实为主，热毒外侵证多见；皮损糜烂、渗液较多者，为毒热兼挟暑湿之邪浸淫肌肤所致，属湿毒搏结证。

1．热毒外侵证

证候：日晒后皮肤弥漫性潮红、肿胀，或见红色丘疹集簇，甚者可发生大疱、血疱，多见于夏季日光照射部位，局部可有刺痛、灼热、瘙痒感，兼见发热、头痛、口苦、大便干结、小便短赤等症，舌红或红绛，苔黄，脉弦数。

证候分析：素体禀赋不耐，腠理不密，不能耐受日光暴晒。日光暴晒后，热毒外侵，灼伤皮肤。

治法：凉血清热解毒。

处方：凉血地黄汤合黄连解毒汤加减。

常用药：川芎、当归、白芍、生地黄、白术、茯苓、黄连、地榆、人参、山栀子、天花粉、黄柏、黄芩、甘草等。热毒盛者，可加水牛角。

2．湿热搏结证

证候：日晒后皮肤弥漫性潮红、肿胀，水疱、糜烂渗液较多，瘙痒较著，发热，胸闷，纳呆，大便干结，小便黄赤，舌红，苔白腻或黄腻，脉滑数或濡数。

证候分析：素体禀赋不耐，腠理不密，日晒后感受热邪，与内湿相合，湿热蕴结皮肤。

治法：清暑利湿解毒。

处方：清暑汤加减。

常用药：连翘、天花粉、赤芍、金银花、甘草、滑石、车前草、泽泻。湿热甚者，合龙胆泻肝汤；大便秘结，加大黄、枳实。

六、外治

1．酊剂　千里光 30g、大黄 20g，以乙醇浸泡一周制成酊剂。用时以棉签蘸取药液擦拭患处，每日 3 次。适用于无破溃的皮损。

2．湿敷　蒲公英 30g、野菊花 20g 或生地榆 30g、马齿苋 30g 煎汤湿敷，每次 20 分钟，每日 1 次。

3．三黄洗剂　外涂，每日 3 次。

七、调理防护

1．日照最强的中午避免出门，必须出门时应穿浅色长袖长裤，涂抹防晒霜，打遮阳伞，做好物理防晒。

2．加强皮肤营养，平时多食用新鲜蔬果，补充维生素。

3．减少使用光敏性食物：如荠菜、苋菜、菠菜等。

4．适当增加皮肤对日光的耐受性，如在清晨日光不强烈的时候适当晒太阳，时间不宜太长，缓慢建立皮肤耐受。

八、临床医案

王某，女，26 岁。1961 年 6 月 10 日就诊。

主诉：面部及两手背肿胀 1 天。

现病史：2 天前连续吃过小白菜、菠菜，昨天饭后到野外放羊，阳光直接照射数小时之久。当时即感到两手发麻，过数小时后两手指及前臂肿胀，不能屈伸，随之面部也肿胀，两眼睑肿胀不能睁开，大便秘结，小便黄赤，食纳不佳，胸闷不适。两天前曾有腹泻病史。

检查：面部及手背部高度水肿，双眼眼裂封闭，手背及脚背外露部分均有出血斑，色暗紫，压之不褪色。化验检查均属正常。

脉象：弦滑。

舌象：苔薄白。

西医诊断：植物性日光性皮炎。

中医诊断：日晒疮——脾虚湿热内蕴，日晒后阳毒外燔（湿毒疡）。

立法：清热解毒，健脾利湿。

方药：

蒲公英五钱　连翘三钱　紫浮萍三钱　车前子三钱
白鲜皮三钱　木通二钱　桔梗三钱　生薏苡仁四钱
炒白术三钱　生甘草三钱

外用黄柏水冷湿敷。

二诊：（6 月 11 日）服药后第二天肿胀大消，两眼略能睁开，但手背部出血点反而增多，3 天来大便未解。前方加牡丹皮三钱、瓜蒌一两。

三诊：（6 月 15 日）面部肿胀已明显消退，两手背出血点仍未见消退，大便仍未解。按前法，拟方如下。

银花一两	连翘一两	蒲公英一两	牡丹皮三钱
浮萍三钱	木通三钱	白鲜皮三钱	萆薢三钱
车前草三钱	贝母三钱	杏仁三钱	桔梗三钱
全瓜蒌一两	郁李仁五钱	赤芍五钱	车前子三钱

外用药同前，改为温湿敷。

6月16日，大便已解，面部肿胀已全部消退，胸闷已除，两手背出血点颜色变淡，未出现坏死及糜烂，基本痊愈而出院。

［按语］本病例素有脾虚，开始佐用健脾之剂，但清热不足，肿虽消而出血斑反而增加，复诊时又重加清热解毒之剂。

（案源：《赵炳南临床经验集》[1]）

1 北京中医医院．赵炳南临床经验集[M]．北京：人民卫生出版社，2006：153-155.

第十一章
丹　　毒

一、疾病概述

丹毒是以患部皮肤突然发红成片、色如涂丹为主要临床表现的急性感染性疾病。本病发无定处，根据其发病部位的不同又有不同的病名。如生于躯干部者称内发丹毒；发于头面部者，称抱头火丹；发于小腿足部者，称流火。其临床特点是病起突然，恶寒发热，局部皮肤忽然变赤，色如丹涂脂染，焮热肿胀，边界清楚，迅速扩大，数日内可逐渐痊愈，但容易复发。丹毒之名出自《备急千金要方》曰：“丹毒一名天火，肉中忽有赤，如丹涂之色。”

西医也称之为丹毒，认为丹毒是由溶血性链球菌所致的以皮肤水肿性红斑、灼热疼痛、白细胞及中性粒细胞增多为临床特征的感染性皮肤病。

二、病因病机

本病总由血热火毒为患。如《证治准绳·疡医》载：“丹熛皆属火。”《圣济总录》曰：“热毒之气，暴发于皮肤间，不得外泄，则蓄热为丹毒。”清代《外科证治全生集》曰：“初生幼孩，因胎中受毒，腿上患色红肿成片身热，名曰赤游。”由于素体血分有热，外受火毒、热毒蕴结，郁阻肌肤而发；或由于皮肤黏膜破伤（如鼻腔黏膜、耳道皮肤或头皮破伤、皮肤擦伤、脚湿气糜烂、毒虫咬伤、臁疮等），毒邪乘隙侵入而成。当患者口鼻黏膜破损，风毒之邪入络，与血热相搏，且风性炎上，则发为“抱头火丹”；当血热内蕴，外受火毒，热毒搏结，郁阻肌肤，则发为“内发火丹”；当患者足部湿烂，湿邪郁蒸血分，则发为“流火”；当丹毒日久不愈，迁延反复，多责之脾虚湿蕴，湿邪黏滞，与血热壅结于肌肤所致。

西医学认为本病是由溶血性链球菌经皮肤或黏膜细小创口，引起皮肤及黏膜内的浅表淋巴管的急性感染，诱发因素为手术伤口或鼻孔、外耳道、耳垂下方、肛门、阴茎和趾间的裂隙，致病菌可潜伏于淋巴管内，引起复发。

三、临床表现

1. 本病多发于小腿、颜面部，以小腿部多见。

2. 发病前多有皮肤或黏膜破损、足癣病史。

3. 发病急骤，初起往往先有恶寒发热、头痛、胃纳不香、便秘溲赤、苔薄白或薄黄、舌质红、脉洪数或滑数等全身症状。继则局部皮肤见小片红斑，迅速蔓延成大片鲜红斑，边界清楚，略高出皮肤表面，压之皮肤红色减退，放手后即恢复。若因热毒炽盛而显现紫斑时，则压之不褪色。患部表面皮肤肿胀，表面紧张光亮，摸之灼手，触痛明显。一般预后良好，经 5~6 天后消退，皮色由鲜红转为暗红及棕黄色，脱屑而愈。病情严重者，红处可伴发紫癜、瘀点瘀斑、水疱或血疱，偶有化脓或皮肤坏死。亦有一边消退，一边发展，连续不断，缠绵数周者。患处附近臖核可发生肿胀疼痛。

（1）抱头火丹：如由于鼻部破损引起者，先发于鼻额，次肿于目，而见两眼睑肿胀不能开视；如由手耳部破损引起者，先肿于耳之上下前后，再肿及头角；如由于头皮破损引起者，先肿于头额，次肿及项部。

（2）流火：多由趾间皮肤破损引起，先肿于小腿，也可延及大腿，愈后容易复发，常因反复发作，下肢皮肤肿胀、粗糙增厚而形成大脚风。

4. 本病若出现红肿斑片由四肢或头面向胸腹蔓延者，属逆证。年老体弱者，若火毒炽盛易导致毒邪内攻，出现壮热烦躁、神昏谵语、恶心呕吐等全身症状，提示有走黄的可能，甚则危及生命。

5. 血常规检查提示血白细胞总数及中性粒细胞比例明显增高。

四、鉴别诊断

1. 发（急性蜂窝织炎） 局部红肿，但中间明显隆起而色深，四周肿势较轻而色较淡，边界不清，胀痛且呈持续性，化脓时跳痛，大多发生坏死，化脓溃烂，但不会反复持续。

2. 接触性皮炎 有明显的刺激物以及过敏性物质接触史，皮损多发生在接触部位，境界清楚；皮损以红肿、水疱、丘疹为主，伴焮热、瘙痒，多无疼痛；一般无明显全身症状。

3. 类丹毒 多发于手部，发病前有猪骨、鱼虾之刺划破皮肤史，红斑范围小，症状轻，无明显全身症状。

4．瓜藤缠（结节性红斑） 好发于青年女性，侵及下肢，常绕胫而发，分布于小腿伸侧，皮肤色红漫肿，疼痛或压痛，常反复发作，但皮下可及结节。

五、中医内治

治疗以凉血清热、解毒化瘀为主。发于头面者，须兼散风清火；发于胸腹腰胯者，须兼清肝泻脾；发于下肢者，须兼利湿清热。偏里病在血分者当需凉血散血。此外，若病丹毒而现阴证者宜顾护脾胃，扶正祛邪。在内治的同时结合外敷、熏洗、砭镰等外治法，能提高疗效、缩短疗程、减少复发。若出现毒邪内攻之证，须中西医综合救治。

1．风热毒蕴证

证候：发于头面部，皮肤焮红灼热，肿胀疼痛，甚则发生水疱，眼胞肿胀难睁；伴恶寒，发热，头痛；舌质红，苔薄黄，脉浮数。

治法：疏风清热解毒。

处方：普济消毒饮加减。

常用药：黄芩、黄连、陈皮、甘草、玄参、柴胡、桔梗、连翘、板蓝根、马勃、牛蒡子、薄荷、僵蚕、升麻。大便干结者，加生大黄、芒硝；咽痛者，加生地黄。

2．肝脾湿火证

证候：发于胸腹腰胯部，皮肤红肿蔓延，摸之灼手，肿胀疼痛；伴口干口苦；舌红，苔黄腻，脉弦滑数。

治法：清肝泻火利湿。

处方：柴胡清肝汤、龙胆泻肝汤或化斑解毒汤加减。

常用药：川芎、当归、白芍、生地黄、柴胡、黄芩、栀子、天花粉、防风、牛蒡子、连翘、甘草、龙胆草、泽泻、木通、车前子、玄参、知母、石膏、黄连、升麻等。

3．湿热毒蕴证

证候：发于下肢，局部红赤肿胀、灼热疼痛，或见水疱、紫斑，甚至结毒化脓或皮肤坏死，或反复发作，可形成大脚风；伴发热，胃纳不香；舌红，苔黄腻，脉滑数。

治法：利湿清热解毒。

处方：五神汤合萆薢渗湿汤加减。

常用药：茯苓、车前子、金银花、牛膝、紫花地丁、萆薢、薏苡仁、土茯苓、滑石、鱼腥草、牡丹皮、泽泻、通草、防风、黄柏、蝉蜕。肿胀甚者，或形成大脚风者，加防已、赤小豆、丝瓜络、鸡血藤等。若气分热盛，热毒陷于心包，蒙蔽神窍，现壮热烦躁，甚则昏迷谵语等症，可用紫雪丹。

六、外治

1．外敷法 用玉露散或金黄散，以冷开水或鲜丝瓜叶捣汁或金银花露调敷。或用鲜荷花叶、鲜蒲公英、鲜地丁全草、鲜马齿苋、鲜冬青树叶等捣烂湿敷。干后调换，或以冷开水时时湿润。或以康复新液稀释后湿敷患处。若流火结毒成脓者，可在坏死部分做小切口引流，外掺九一丹，敷红油膏。

2．砭镰法 患处消毒后，用七星针或三棱针叩刺患部皮肤，放血泄毒，或配合拔火罐，令出恶血，任其自流，待自止后，外敷红灵丹、玉露膏。此法只适用于下肢复发性丹毒，禁用于赤游丹毒、抱头火丹患者。

3．箍围法 将金黄散调成糊剂（加茶水或凡士林）外敷于患处，适用于下肢丹毒者。

七、调理防护

1．室内安静无噪声，注意调节室温，不宜风吹日晒。嘱患者应卧床休息，多饮水。

2．保持局部皮肤清洁，避免热源，避免碰撞。发生水疱或血疱时，充分暴露患处，防止感染。

3．饮食宜清淡，多食高维生素 C 的食物，禁食辛辣刺激之物，如韭菜、牛、羊等发物；多食新鲜蔬菜、瓜果，如苦瓜、冬瓜、荸荠、猕猴桃等。

4．流火患者应抬高患肢 30°～40°。已形成大腿风者，每天在起床时用弹力绷带缠束，松紧适宜，也可用医用弹力护套绷缚；毒邪内攻者，宜半流质饮食。

5．有肌肤破损者应及时治疗，以免感染毒邪而发病。因脚湿气导致下肢复发性丹毒患者应彻底治愈脚湿气；颜面部丹毒者，戒除挖耳、挖鼻恶习，以减少复发。

八、经典医案

一妇人，年四十三岁……妇忧忿成疾，两腿火丹大发，又加热甚，其脉大而极数。医者多以忧愁郁结治之，皆不获效。某询其火丹之故。云：自为室女时得此症，每遇劳碌忧忿，必发，不久而退，惟今三月不痊。某意谓湿度治之。先用防已饮一帖，其热速退。又服一帖，火丹亦退大半。又于火丹红点处刺出恶血，又服前药二帖，火丹全退。又用四物汤、二陈汤加砂仁（一钱）、人参（二钱）、苍术（二钱）、香附（一钱），上水二盅，姜三片，空心服，调理半月而愈。

注：防已饮出自《丹溪心法》，组成：黄柏、苍术、白术、防己、生地黄、槟榔、川芎、犀角、甘草、木通。

（案源：《女医谈允贤及其医案解析》[1]）

1　王旭东．女医谈允贤及其医案解析 [M]．长沙：湖南科学技术出版社，2018：53–54．

第十二章
酒渣鼻（玫瑰痤疮）

一、疾病概述

酒渣鼻是发生于鼻及面部中央，以红斑和毛细血管扩张为特点的慢性皮肤病。其临床特点是鼻及颜面中央部持续性红斑和毛细血管扩张，伴丘疹、脓疱、鼻赘。多发生于中年人，男女均可发病，以女性为多见，但病情严重的常是男性患者。《诸病源候论·面体病诸候·酒齇候》云："此由饮酒，热势冲面而遇风冷之气相搏所生，故令鼻面生齇，赤疱匝匝然也。"因鼻色紫红如酒渣，故名酒渣鼻。中医文献又称之为"赤鼻"，俗称"红鼻头""酒糟鼻"。本病西医学称为酒渣鼻、玫瑰痤疮。

二、病因病机

本病早期往往为体内郁热，日久则为气滞血瘀。

1. 肺胃热盛 由肺胃积热上蒸，复遇风寒外袭，血瘀凝结而成。

2. 热毒蕴肤 本病多发于嗜酒之人，酒气熏蒸，热毒凝结于鼻，复遇风寒之邪，交阻肌肤所致。

3. 气滞血瘀 热毒日久瘀阻鼻面，气滞血瘀，毒邪聚而不散所致。

西医学认为，本病多与皮脂溢出、胃肠功能紊乱、毛囊虫寄生、嗜食辛辣、饮酒及冷热刺激有关，致使颜面血管舒缩功能失调，长期扩张而发本病。

三、诊断

1. 临床表现 皮损以红斑为主，好发于鼻尖、鼻翼、两颊、前额等部位，少数鼻部正常而只发于两颊和额部。依据临床症状可分为三型：①红斑型。颜面中部特别是鼻尖部出现红斑，开始为暂时性，时起时消，寒冷、饮酒、进食辛辣刺激性食物及精神兴奋时红斑更为明显，以后红斑持久不退，并伴有毛细血管扩张，呈细丝状，分布如树枝。②丘疹脓疱型。在红斑基础上出现痤疮样丘疹或小脓疱，无明显的黑头粉刺。毛细血管扩张更为明显，如红丝缠绕，纵横交错，皮色由鲜红变为紫褐，自觉轻度瘙痒。病程迁延数年不愈，极少数最终发展成鼻赘型。③鼻赘型。临床较少见，多为病期长久者。可见鼻部结缔组织增生，皮脂腺异常增大，致鼻尖部肥大，形成大小不等的结节状隆起，称为鼻赘。且皮肤增厚，表面凹凸不平，毛细血管扩张更加明显。

2．辅助检查 无特殊检查，部分患者皮脂中可查到蠕形螨（毛囊虫）。

四、鉴别诊断

1．粉刺 多发于青春期男女；常见于颜面、前胸、背部，鼻部常不侵犯；皮损为散在性红色丘疹，可伴有黑头粉刺。

2．面游风 分布部位较为广泛，不只局限于面部；有油腻性鳞屑，不发生毛细血管扩张；常有不同程度的瘙痒。

五、中医内治

本病以清泄肺胃积热、理气活血化瘀为基本治疗原则。早期及时治疗，皮疹可以治愈；鼻赘型可采用手术治疗。

1．肺胃热盛证

证候：多见于红斑型。红斑多发于鼻尖或两翼，压之褪色；常嗜酒，伴口干、便秘；舌质红，苔薄黄，脉弦滑。

治法：清泄肺胃积热。

处方：枇杷清肺饮加减。

常用药：枇杷叶、桑白皮、黄连、黄柏、丹参、川芎、白花蛇舌草、甘草等。嗜酒者，加葛花；便秘者，加生大黄、厚朴。

2．热毒蕴肤证

证候：多见于丘疹脓疱型。在红斑上出现痤疮样丘疹、脓疱，毛细血管扩张明显，局部灼热；伴口干，便秘；舌质红，苔黄，脉数。

治法：清热解毒凉血。

处方：黄连解毒汤合凉血四物汤加减。

常用药：黄芩、黄连、黄柏、栀子、当归、生地黄、赤芍、茯苓、陈皮、红花等。局部灼热者，加牡丹皮；便秘者，加大黄。

3．气滞血瘀证

证候：多见于鼻赘型。鼻部组织增生，呈结节状，毛孔扩大；舌质略红，脉沉缓。

治法：活血化瘀散结。

处方：通窍活血汤加减。

常用药：当归尾、赤芍、红花、香附、青皮、陈皮、茜草、泽兰、牛膝等。鼻部组织增生呈结节状者，加海藻、生山楂、王不留行、莪术。

六、外治

1. 鼻部有红斑、丘疹者，可选用一扫光药膏或颠倒散洗剂外搽，每天 3 次。

2. 鼻部有脓疱者，可选用四黄膏外搽，每天 2～3 次。

3. 鼻赘形成者，可先用三棱针刺破放血，再用颠倒散外敷。

4. 针刺疗法 取穴印堂、迎香、地仓、承浆、颧髎、大迎、合谷、曲池，取坐位，轻度捻转，留针 20～30 分钟，每日 1 次。

5. 中药外敷 以马齿苋 30g、黄柏 15g、野菊花 20g、蒲公英 20g、铁皮石斛粉 3g 煎取药液，冷敷患处，适用于风热证伴颜面灼热、瘙痒、干燥、潮红、刺痛等不适者。

6. 放血疗法 耳间放血、大椎穴放血，适用于热毒蕴肤证。

七、调理防护

1. 避免过冷、过热、不洁物等刺激及精神紧张。

2. 忌食辛辣酒类等刺激性食物和肥甘厚腻之品。

3. 保持大便通畅。

八、临床医案

于某，女，29 岁。2013 年 3 月 25 日。

主诉：鼻部出现红斑、丘疹三年，加重伴脓疱瘙痒半年。

现病史：3 年前患者无明显诱因出现鼻部油脂溢出多，鼻部红斑、丘疹，近半年来，上述症状加重，出现脓疱，伴瘙痒，自行抓破后反复发作，外涂药物（具体不详）无效。故来我院就诊。现症见鼻部皮肤发红，有红色丘疹，脓疱，粉刺，油多，鼻头肥大，面部红斑丘疹，血丝外露。伴失眠，二便可。舌质红、苔黄腻、脉弦。

中医诊断：酒渣鼻——肺胃热盛。

西医诊断：酒渣鼻。

治法：清热解毒，杀虫止痒。

方剂：楂曲平胃散合清肺饮加减。

药物：

生山楂 20g	陈皮 5g	苍术 5g	生甘草 6g
黄芩 15g	栀子 10g	薏苡仁 30g	漏芦 20g
龙骨 30g	牡蛎先煎 20g	重楼 20g	蜜百部 10g
南鹤虱 10g	地肤子 30g	磁石先煎 20g	

14 剂。水煎服，每日 1 剂，分 3 次服，每次 150ml，饭后半小时温服。嘱患者以二味拔毒散调浓茶水后外擦皮损处。

二诊：服药后油脂明显减少，红斑亦减少。自诉胃部不适，恶心欲吐。余无特殊不适。舌苔黄腻质常脉强。上方服后有效，原方加藿香 15g、佩兰 15g 芳香醒脾，和胃降逆，再服 14 剂。

三诊：皮疹较一诊明显减轻，油脂减少，色红减轻，时有瘙痒，仍失眠。舌苔黄腻质常脉弦。守上方去藿香、佩兰，加茯神 20g、远志 10g、白术 15g，宁心安神，健脾除湿。再服 14 剂。后随访患者病情稳定，皮疹明显消退。

（案源：成都中医药大学附属医院艾儒棣教授门诊）

第十三章

乳痈（急性化脓性乳腺炎）

一、疾病概述

乳痈是乳房部红肿疼痛，乳汁排出不畅，以致结脓成痈的急性化脓性病证。好发于产后1个月以内哺乳的产妇，尤其是初产妇，未分娩时、非哺乳期或妊娠后期也可偶见本病。俗称奶疮。根据发病时期的不同，发生于哺乳期者，称外吹乳痈；发生于怀孕期者，名内吹乳痈；在非哺乳期和非怀孕期发生者，名“不乳儿乳痈”。相当于现代医学之急性化脓性乳腺炎。乳痈病名最早见于晋代《刘涓子鬼遗方》。《诸病源候论》：“亦有因乳汁蓄结，与血相搏，蕴积生热，结聚而成乳痈者。”

二、病因病机

本病多因肝气郁滞，胃热壅塞，乳汁淤积，兼感风寒风热之邪结聚而发。外吹乳痈总因肝胃郁热或外感风热，引起乳汁淤积，气血瘀滞，热盛肉腐成脓；内吹乳痈多由胎气上冲所致。

1．肝胃蕴热　乳头属足厥阴肝经，乳房属足阳明胃经，肝主疏泄，若产妇忿怒郁闷，肝气不舒，厥阴之气失于疏泄，或产后饮食不节，恣食肥甘厚味而致阳明积热，胃热壅盛，或肝气犯胃，肝胃不和，郁阻乳络，均可使气血凝滞，乳络阻塞，乳汁壅滞化热，热胜肉腐则成脓。

2．乳汁瘀滞　乳头破损或凹陷，影响哺乳，致乳汁排出不畅；或乳汁多而婴儿不能吸空，造成余乳积存；或断乳不当，均可致使乳络闭阻，乳汁瘀滞，日久败乳蓄积，化热而成痈肿。

3．外邪侵袭　新产耗气伤血，产后体虚，外邪趁虚而入；或乳儿含乳而睡，热气从乳窍吹入，均可导致邪热蕴结，热盛肉腐成痈脓。

西医认为本病多因产后抵抗力下降，乳头破损，乳汁淤积，细菌沿淋巴管、乳管侵入乳房，继发感染而成。其致病菌多为金黄色葡萄球菌，其次为白色葡萄球菌和大肠杆菌。

三、临床表现

本病临床特点为乳房部结块、肿胀疼痛，伴有全身发热，溃后脓出稠厚。多发于产后 1 个月内的哺乳妇女，尤以乳头破碎或乳汁瘀滞者多见，一般分为郁乳期、成脓期、溃脓期三期。初起者，证见乳房部出现大小不等之硬结，始觉胀痛，乳汁吮吸不畅而淤滞，渐感全身恶寒发热，或头痛，肢节不适。继则肿块增大，焮红痛加，高热不退，甚则疼痛加剧，全身酸痛乏力，局部肿块由硬而变软，有波动感，为脓已成。自然破溃或切开排脓后，一般肿消痛减，高热渐退，逐渐向愈。若脓流不畅，肿热不消，疼痛不减，身热不退，可能形成袋脓，或脓液波及其他乳囊，形成“传囊乳痈”，严重者亦可形成败血症。若有乳汁从疮口溢出，久治不愈，则可形成乳漏。

四、鉴别诊断

1．炎性乳癌　是一种少见的特殊类型的乳腺癌。多发生于青年妇女，尤其在妊娠或哺乳期。乳房迅速增大，常累及整个乳房的一半或 1/3 以上，并可迅速波及对侧乳房。其皮肤颜色为一种特殊的暗红或紫红色，毛孔深陷呈橘皮样或猪皮样改变，局部肿胀有轻触痛，但患侧乳房多无明显肿块可触及，患侧腋窝常出现转移性肿大淋巴结，但全身的炎性反应较轻微，抗炎治疗无效，针吸细胞学病理检查可查到癌细胞。

2．粉刺性乳痈（浆细胞性乳腺炎）　多发于非哺乳期非妊娠期妇女，哺乳期也可发生。其肿块发于乳晕部，多伴乳头凹陷内缩，乳头分泌物为粉刺样并伴臭味，乳晕皮肤红肿，有瘙痒感或烧灼感，但较乳痈局部炎症反应轻，后期转为疼痛. 乳头溢出红棕色、绿色或黑色液体，乳晕下区可扪及边缘不清的软结节，偶为硬结节。

五、中医内治

强调分期辨证施治，及早处理，理气通络贯穿治疗始终，避免过用寒凉药物；初期以消为贵，后期注意兼顾新产体虚特征。

1．初期（肝胃郁热证）

证候：乳房部肿胀疼痛，肿块或有或无，皮色不变或微红，乳汁排泄不畅；伴恶寒发热，头痛骨楚，口渴，纳差，便秘；舌淡红或红，苔薄黄，脉浮数或弦数。

证候分析：情志内伤，肝气郁结，郁久化热，加之产后恣食厚味，胃内积热，以致肝胃蕴热，气血凝滞，乳络阻塞，不通则痛，故乳房肿胀疼痛有块；毒热内蕴，故患侧乳房皮肤微红；邪热内盛，正邪相争，营卫失和，故恶寒发热，头痛骨楚；胃经热盛，故口渴、便秘、舌红苔薄黄；弦脉属肝，数脉主热。

治法：疏肝清胃，通乳消肿。

方药：瓜蒌牛蒡汤加减。常用瓜蒌仁、牛蒡子、天花粉、黄芩、山栀子、金银花、连翘、皂角刺、青皮、陈皮、柴胡、生甘草等药。乳汁壅滞者加鹿角霜、漏芦、王不留行、路路通；乳汁过多者加生山楂、生麦芽；有肿块者加赤芍、川芎、当归；热盛者加生石膏、生地黄；气郁者加金铃子、合欢皮、炒枳壳；新产妇恶露未尽加当归、益母草，减黄芩、山栀子；便秘者加生大黄（后下）；表寒重者加荆芥、防风。

2．成脓期（热毒壅盛证）

证候：肿块逐渐增大，皮肤焮红，灼热，疼痛如鸡啄，肿块中央渐软，有应指感；可伴壮热，口渴饮冷，面红目赤，烦躁不宁，大便秘结，小便短赤；舌红，苔黄干，脉数或滑数。

证候分析：肝胃蕴热，热毒炽盛，乳络阻塞，气血凝滞，故乳房肿块逐渐增大，局部焮热、疼痛、灼热；热盛则肉腐成脓，故肿块中央变软，按之有应指感；火热炎上，故面红目赤；热扰心神，则烦躁不宁；火热伤阴，津液被耗，故小便短赤；津伤则引水自救，故渴喜饮冷；肠热津亏，故大便干燥；舌红、苔黄、脉数均为热象。

治法：清热解毒，托毒透脓。

方药：透脓散加味。常用黄芩、川芎、当归、黄芪、皂角刺、蒲公英、野菊花、金银花等药。热甚者，加生石膏、知母。

3．溃脓期（正虚邪恋证）

证候：溃破后乳房肿痛减轻，但疮口脓水不断，脓汁清稀，愈合缓慢，或乳汁从疮口溢出形成乳漏；面色少华，全身乏力，头晕目眩，或低热不退，食欲不振；舌淡，苔薄，脉弱无力。

证候分析：脓成破溃后，脓毒尽泄，肿痛消减；但若素体本虚，溃后脓毒虽泄，气血俱虚，故收口缓慢；气血虚弱可见面色少华、全身乏力、头晕目眩；舌淡、苔薄、脉弱无力为气血不足之象。

治法：补益气血，托毒生肌。

方药：托里消毒散加减。常用人参、川芎、白芍、黄芪、当归、白术、茯苓、金银花、白芷、甘草、皂角刺、桔梗等药。腹胀加陈皮、厚朴；乳汁淤积加生山楂、生麦芽。

六、外治

（一）外治疗法

1．郁乳期　用金黄散或玉露散以冷开水或醋调敷；或用金黄膏或玉露膏敷贴；或用鲜野菊花、鲜蒲公英、鲜地丁草、仙人掌（去刺）等洗净捣烂外敷；或用20%芒硝溶液湿敷；或用大黄、芒硝各等份研末，适量凡士林调敷。

2．成脓期　局部按之有波动感或经穿刺抽得脓液者，应及时切开引流。一般采用与乳头方向呈放射状的切口，切口位置选择脓肿稍低的部位，切口长度与脓腔基底的大小基本一致，使引流通畅不致袋脓，但需避免手术损伤乳络形成乳漏。而乳晕部的浅表脓肿、乳房后的脓肿或乳房周边脓肿，则可在乳晕边缘或乳房周边作弧形切口。若脓腔较大者，必要时可在脓腔最低部位作对口引流。脓肿小而浅者，可用针吸穿刺抽脓。

3．溃后期　切开排脓后用八二丹、九一丹药线或凡士林纱条引流，外敷金黄散或金黄膏；脓尽改用生肌散收口，外用红油膏或生肌玉红膏盖贴；若有袋脓现象，可在脓腔下方用垫棉法加压，使脓液不致潴留；如有乳汁从疮口溢出，则可在患侧用垫棉法束紧，排出乳汁，促进愈合；若成传囊乳痈者，则在肿块按之应指处另作一切口；若形成乳房部窦道者，可用五五丹药捻，插入窦道至脓腔深处，以腐蚀管壁，至脓液减少后用九一丹药线，脓净则改用生肌散纨条，直至愈合。

（二）其他疗法

1．按摩疗法　一般在乳痈初起，尚未成脓时为宜。选穴：乳根、中脘、期门、天宗、肩井、尺泽、脾俞、肝俞。可用摩揉乳周消瘀法；蹬腋牵指行气法；按摩俞穴通络法。

2．针灸疗法　适用于乳痈初起。选穴：肩井、膻中、足三里、列缺、膈俞穴，用针刺泻法，留针15～30分钟，每日1次。

3．艾灸疗法　取穴：主穴选取肩井、乳根、内关、曲池、足三里；乳汁壅胀加膻中、少泽；头痛发热加合谷、风池。灸法：艾条悬灸，每穴施灸5～10分钟，每日1次。

七、调理防护

1. 妊娠晚期经常用温热水或75%乙醇擦洗乳头；孕妇有乳头内陷者，应经常挤捏提拉矫正，可用小酒杯叩吸。

2. 应指导产妇合理哺乳，养成定时哺乳的习惯，保持乳汁排出通畅；乳汁过多时，可用吸乳器将乳汁吸尽排空，以防淤乳。

3. 保持乳头清洁，如有乳头皲裂、擦伤应及时治疗。

4. 注意婴儿口腔清洁，不可让婴儿口含乳头睡觉。

5. 乳母应保持精神舒畅，避免情绪过度激动，断乳时应逐渐减少哺乳次数，然后再行断乳。

6. 保持心情舒畅，规律作息，饮食应忌食辛辣刺激，不过食肥甘厚腻之品。

7. 患乳保持局部清洁、干燥，用三角巾等物托起，防止脓液蓄积形成袋脓。

八、临床医案

牛某，女，15岁。初诊：2014年11月25日。

主诉：右乳下方肿痛4月余。

现病史：2014年7月患者发现右乳溢液，患处焮红发热，之后形成脓肿，摸之有波动感。后行手术排脓。术后1个月发现患处又形成脓肿，患者不愿再次行手术治疗。现症：右乳乳头凹陷，下部脓肿已成，无发热，月经不调，纳可，眠可。

辨证：气血不足，余毒未清。

治法：补益气血，托里透脓。

处方：

黄芪30g	当归10g	党参10g	熟地黄10g
白芍10g	川芎10g	炒白术10g	皂角刺10g
炮甲珠3g	甘草6g		

6剂，每日1剂，早、晚分服。

二诊：服上药后，原脓肿破溃。现右乳下无脓肿，疼痛缓解，无发热，疮口未收。舌红苔白，脉细数。上方继服，去皂角刺、炮甲珠，加蒲公英 30g，6 剂。每日 1 剂，早晚分服。

三诊：服上药后患者疮口已愈，周围无化脓，无触痛，月经两月一行。舌红苔白，脉细。11 月 25 日方去炒白术，加金银花 30g、茯苓 10g、香附 10g。6 剂，每日 1 剂，早晚分服。患者术后服药 18 剂，右乳下脓肿消散，疮口已收，疼痛消除。

（案源：《赵尚华临床经典医案集锦》[1]）

1　范玲玲. 赵尚华临床经典医案集锦 [M]. 北京：中国中医药出版社，2017：30–31.

第十四章

乳 房 湿 疹

一、疾病概述

乳房湿疹特指发生于乳房部位的湿疹，多见于哺乳妇女，好发于乳头、乳晕及其周围，境界清楚，皮损呈棕红色，糜烂明显，间覆以鳞屑或薄痂，反复发作可出现皲裂，自觉瘙痒兼有疼痛，一般不化脓，停止哺乳后易治愈。

二、病因病机

饮食失节，过食辛辣刺激、肥甘厚腻之物，湿热内生；或肝气犯胃，肝胃不和，郁热内生，又兼外受风邪，内外合邪，风湿热邪浸淫肌肤所致。急性者以湿热为主；亚急性者多与脾虚湿盛有关；慢性者则多因新产耗伤阴血，血虚风燥而致。

西医认为本病病因尚不明确。可能与精神紧张、个体对各种因素的易感性或耐受性、接触某些刺激性物质、局部乳汁浸润、不正当的哺乳方式、乳房局部潮湿多汗、长期穿紧身内衣等有关。

三、临床表现

本病多见于哺乳期妇女，病变可对称或单侧发病，好发于乳头、乳晕等处，可出现暗红斑、丘疹、丘疱疹、瘙痒、糜烂、渗出、皲裂等多种表现，患处与周围皮肤的边界不清楚，发生皲裂时可出现疼痛。按皮损表现分为急性、亚急性和慢性三种。

1．急性乳房湿疹　皮损形态多样，常在乳头、乳晕及周围皮肤红斑基础上出现小丘疹、丘疱疹、小水疱，常融合成片，边界不清楚。因疼痒剧烈常搔抓，皮损可有明显渗出、呈点状糜烂面。

2．亚急性乳房湿疹　因急性乳房湿疹炎症减轻或不当处理后而致，表现为局部红肿及渗出减轻，但乳头、乳晕及周围皮肤仍可有丘疹及少量丘疱疹，皮损呈暗红色，可有少许鳞屑。患者仍自觉有剧烈瘙痒。

3．慢性乳房湿疹　由急性湿疹及亚急性湿疹迁延而来，也可由于刺激轻微、持续而一开始就表现为慢性。表现为乳头、乳晕及周围皮肤的暗红斑上有丘疹、抓痕及鳞屑，局部皮肤肥厚、表面粗糙呈苔藓样，有不同程度的色素沉着。常出现剧烈瘙痒。

本病停止哺乳后或远离刺激源后一般易治愈，如顽固不愈或一侧发生者，应注意排除湿疹样癌。

四、鉴别诊断

乳房湿疹样癌　乳房湿疹样癌好发于50岁以上的中老年妇女，常单侧发病，皮损表现为乳房突然出现湿疹样改变，甚至有溃疡形成与乳头的溃烂或消失。后期可出现乳房内肿块及乳头溢液或其他改变。局部皮肤脱落细胞检查或印片检查、刮取部分病变皮肤组织检查均可有助于诊断。切取活组织检查最具有诊断价值。

五、中医内治

1．湿热蕴肤证

证候：起病急，皮损潮红灼热，瘙痒剧烈，渗液流汁，伴身热、心烦口渴、大便干结、小便短赤，舌质红，苔薄黄或黄腻，脉滑数。

治则：清热解毒，利湿止痒。

方药：龙胆泻肝汤加减。常用龙胆草、生栀子、黄芩、生地黄、当归、柴胡、木通、车前子、泽泻、生甘草等药。热盛者加蒲公英、金银花；渗出多者加鱼腥草、土茯苓；大便干燥加生大黄。

2．脾虚湿蕴证

证候：发病较缓，皮损呈暗红色、可有少量糜烂渗出、鳞屑，自觉瘙痒剧烈；伴食后腹胀、困倦乏力、纳差便溏，舌质淡，苔白腻，脉滑。

治则：健脾利湿，清热止痒。

方药：除湿胃苓汤加减。常用防风、苍术、白术、赤茯苓、陈皮、厚朴、猪苓、山栀子、木通、泽泻、滑石、甘草等药。瘙痒明显加苦参、白蒺藜，瘙痒不能入眠加夜交藤、煅龙骨、煅牡蛎。

3．血虚风燥证

证候：病程久或反复发作，皮损色暗或色素沉着，剧烈瘙痒，或皮损粗糙肥厚，伴口干不欲饮，纳差腹胀，舌淡苔白，脉细弦。

治则：养血润燥，祛风止痒。

方药：当归饮子加减。常用当归、生地黄、白芍、川芎、白蒺藜、防风、荆芥穗、何首乌、黄芪、甘草等药。漏乳者加山楂、麦芽回乳；口干口渴者加南沙参、天花粉。

六、外治

急性期以清热安抚、避免刺激；亚急性期以消炎止痒、燥湿收敛；慢性期润燥止痒为总的外治原则。

1．急性期 初期潮红、瘙痒而无渗液可用炉甘石洗剂外搽，或用黄柏、大黄、苦参、地肤子等清热止痒中药煎汤淋洗；若渗出明显时，可用黄柏溶液、2%～3% 硼酸溶液冷湿敷，或马齿苋、野菊花、蒲公英、黄柏等中药煎汤外洗。

2．亚急性期 可选用青黛膏、黑豆馏油软膏外搽。

3．慢性期 可选用蛋黄油、愈肤膏、紫草油、黑豆馏油软膏等外搽。

七、调理防护

1．忌用热水烫洗、肥皂水等刺激物洗患处，避免搔抓。

2．养成良好哺乳习惯，注意乳头及乳儿口腔清洁。

3．保持心情舒畅，起居适宜。

4．忌食辛辣、海鲜、牛羊肉等发物，忌食生葱姜蒜、香菜等辛香之品。

八、临床医案

患者，女，18 岁，高中生，体型偏胖。初诊 2018 年 2 月 12 日。

主诉：双乳起疹反复 10 月余。

现病史：患者近 10 月来，双乳房起疹伴有瘙痒，外院多次治疗，2017 年曾两次肌内注射“复方倍他米松注射液”，口服氯雷他定、左西替利嗪、复方甘草酸苷片等，间断外搽糠酸莫米松乳膏、丁酸氢化可的松乳膏等，皮损反复，效果不佳。皮损加重时，渗液明显，影响学习、生活。伴有轻度口苦口干，心烦胸闷，末次月经 2018 年 2 月 1 日。睡眠晚，梦多，大便偏稀，舌质红，苔薄黄微腻，脉弦有力。

查体：乳头、乳晕周围大片红斑，边界欠清，局部糜烂渗液，有浸润。

诊断：乳房湿疹。

辨证：肝经湿热证。

治法：清热利湿止痒。

处方：龙胆泻肝汤加减。

龙胆草 5g	炒栀子 9g	黄芩 10g	泽泻 10g
柴胡 10g	蒲公英 15g	大青叶 10g	牡丹皮 10g
白鲜皮 10g	地肤子 10g	炒蒺藜 10g	六一散 10g
生龙骨 30g（先煎）	生地黄 10g		

上药水煎服，每日 1 剂，连服 7 剂。

外用皮炎洗剂稀释后局部外洗湿敷，每次 15 分钟，1 日 2 次。并鼓励患者，树立治愈信心。

2 月 20 日复诊：患者皮损逐渐干燥，颜色变淡、瘙痒减轻，睡眠较前好转，皮损以红斑、结痂、鳞屑为主，局部轻度糜烂，舌质淡红，苔微白微腻，脉弦缓。上方去栀子、大青叶、蒲公英，加炒白术 10g、香附 10g、巴戟天 10g。每日 1 剂，连服 7 剂。皮损偏糜烂处继续外用皮炎洗剂湿敷，干燥结痂处黄芩膏外搽。

3 月 6 日复诊，渗液基本消退，局部淡红斑、少量脱屑、色素沉着，皮损偶有瘙痒，舌质淡，苔薄白，脉滑缓。上方去香附、巴戟天，龙胆草改为 3g，加白芍 10g，炒麦芽 10g。以资巩固。皮损局部黄芩膏继续外搽。

（案源：潘立群教授辨治女性乳房湿疹经验[1]）

1　郭顺，李铭，潘立群．潘立群教授辨治女性乳房湿疹经验 [J]．时珍国医国药，2021，32（12）：3018–3019．

第十五章

风热疮（玫瑰糠疹）

一、疾病概述

风热疮是一种常见的急性炎症性红斑、丘疹、鳞屑性皮肤病，古代文献中称“血疳”“风癣”“母子疮”等。西医称之为玫瑰糠疹，发病多见青年人，临床特点为好发于躯干部，先出现一个圆形淡红色或黄褐色的母斑，一周后相继出现与母斑相似而形状较小的子斑，长轴与皮纹一致，上覆有细小的糠秕样鳞屑。患者可伴有不同程度的瘙痒或头身疼痛、发热等全身症状。具自限性，预后良好，一般4～6周可自行消退。《洞天奥旨》记载曰：“风热疮，多生于四肢胸胁，初起如疙瘩，痒而难忍，爬之少快，多爬久搔，未有不成疮者，甚者鲜血淋漓，似疥非疥。”

二、病因病机

本病总因内有血热蕴结，外有风热，血热、风热蕴结于肌肤，内外合邪为病。

1. 外感风热 外感风热，郁闭肌肤，风邪夹寒、热、湿客于肌肤，郁而化热，闭塞腠理，外不得疏而发。

2. 血分蕴热 血分有热，化燥生风，七情内伤，郁而化火或过食辛辣肥甘厚味，血分蕴热，热伤阴液而化燥生风。

西医学认为本病病因及病理尚不明确，多认为发病与病毒、细菌、真菌感染及过敏等有关。

三、临床表现

皮损好发于胸、背、腹、颈部、四肢近端，初起损害多发生于躯干或四肢近端，出现指甲盖大或稍大的圆形或椭圆形淡红色或黄红色鳞屑斑，称为母斑。数日或十数日后，躯干或四肢成批出现类似于母斑，但形状较小的皮疹，为子斑。皮损长轴的方向和皮纹的走向一致，皮疹大小不一，边缘不规整，上覆有细小的糠秕样鳞屑。患者可伴有发热、关节头身酸痛、低热、颈部或腋下淋巴结肿大等全身症状，伴不同程度瘙痒。本病预后良好，有自限性，一般4～6周皮疹可自行消退，亦有迁延不愈者，但愈后一般不再发。

四、鉴别诊断

1. 银屑病 红斑基础上覆有多层银白色鳞屑，刮去鳞屑可见薄膜和点状出血点。春冬易发加重，夏秋多缓解。病程长，反复发作，迁延难愈。

2. 圆癣 好发于青壮年及男性，好发于面部、躯干及四肢近端。皮损呈环形，类钱币状，中心有自愈倾向，四周可有针头大小的红色丘疹及水疱、鳞屑、结痂等。真菌检查阳性。

3. 紫白癜风 相当于西医的“花斑癣”。好发于颈侧、肩胛、胸背等处，尤其是多汗部位。皮损为黄豆到蚕豆大小、边界清楚的无炎症性斑块，为淡褐或深褐色。一般无自觉症状，真菌检查阳性。

五、中医内治

本病以疏风清热止痒为治疗原则，初期以疏风清热止痒为主，后期以清热凉血润燥为主。

1. 风热蕴肤证

证候：发病急，皮损呈圆形或椭圆形淡红色斑片，中心有细微皱纹，表面有少量糠秕状鳞屑，伴见心烦口渴，大便干，小便黄，舌红，苔白或薄黄，脉浮数。

证候分析：素体血热，外感风邪，或汗出当风，风邪闭塞腠理，郁而发热，内外合邪而发病。素血热，热盛而脉络充盈，血热生风而发圆形或椭圆形淡红色斑片；内火扰心，故心烦；热灼津液，故口渴、便干，小便黄。舌红，苔白或薄黄，脉浮数皆为风热蕴肤之证。

治法：疏风清热止痒。

方药：消风散加减。常用当归、生地黄、防风、荆芥、苦参、苍术、蝉蜕、胡麻、牛蒡子、知母、石膏、木通。痒甚者，加白鲜皮、地肤子、紫荆皮。

2. 风热血燥证

证候：皮疹为鲜红色或紫红色斑片，鳞屑较多，皮损范围大，瘙痒剧烈，伴有抓痕、血痂等，舌红，苔少，脉弦数。

证候分析：七情内伤，郁而化火或过食辛辣肥甘厚味，血分蕴热，热伤阴液而化燥生风，外泛肌肤，风热久羁内耗阴血，风热燥盛，肌肤失养，则皮疹为鲜红或紫红色斑片，搔之屑起，鳞屑较多；风袭肌肤腠理，故瘙痒剧烈，搔抓留有瘢痕、血痂。舌红，苔少，脉弦数，皆为风热血燥之证。

治法：清热凉血，养血润燥。

方药：凉血消风散加减。常用生地黄、当归、荆芥、蝉衣、苦参、白蒺藜、知母、石膏、甘草。血热甚者加水牛角粉、牡丹皮。

六、外治

1．针刺 取合谷、曲池、大椎、肩髃、肩井、血海、足三里，使用泻法，逆经脉循行方向针刺，留针 10～15 分钟，每日 1 次，10 次为 1 个疗程。

2．外搽 皮损早期使用三黄洗剂外搽，中后期使用黄连膏外涂，每日 2～3 次。

3．中药外洗 使用苦参 30g、蛇床子 30g、黄柏 30g、生大黄 30g、生甘草 30g 煎汤外洗。

4．中成药 复方黄柏液湿敷，皮肤康洗液外洗，青鹏软膏外擦，均适用于风热犯表、血热风燥证者。

七、调理防护

1．忌食辛辣刺激性食物，如辣椒、酒类；多食新鲜蔬菜、水果；多饮水，保持大便通畅。

2．注意皮肤清洁卫生，忌用热水烫洗，切勿搔抓。外用药物切勿使用浓度过大药物。

第十六章
阴　　痒

一、疾病概述

女性外阴及阴道瘙痒，甚则痒痛难忍，坐卧不宁，或伴带下增多者，称为“阴痒”，又称“阴门瘙痒”。《肘后备急方》首载治疗“阴痒汁出”“阴痒生疮”的方药。西医学外阴瘙痒症、外阴炎、阴道炎及外阴色素减退性疾病等出现阴痒症状者，均可参照本病辨证治疗。

二、病因病机

本病主要发病机制有虚、实两个方面。因肝肾阴虚、精血亏损、外阴失养而致阴痒者，属虚证；因肝经湿热下注，带下浸渍阴部，或湿热生虫，虫蚀阴中以致阴痒者，为实证。

1. 肝肾阴虚　素体肝肾不足；或年老体衰，精血亏损；或久病不愈，阴血不足，以致肝肾阴虚。肝脉过阴器，肾司二阴，肝肾阴虚，精血亏少，阴部肌肤失养，阴虚生风化燥，风动则痒，发为阴痒。

2. 湿热下注　郁怒伤肝，肝郁化热，木旺侮土，脾虚湿盛，以致湿热互结，流注下焦，浸淫阴部，导致阴痒。

3. 湿虫滋生　外阴不洁，或久居阴湿之地，湿虫滋生，虫蚀阴中，均可导致阴痒。

三、临床表现

有摄生不慎，或有外阴、阴道炎病史。阴部瘙痒，或如虫行状，奇痒难忍，坐卧不宁，甚至灼热、疼痛，波及肛门周围，兼带下量多、臭秽。

四、鉴别诊断

1. 股癣　本病发生于股内侧及会阴部皮肤真菌感染所致的体癣，病灶呈堤状，清晰可见，表面有鳞屑，有明显的炎症改变。阴痒则无明显的堤状皮损。

2．湿疹 本病皮肤病变分布呈对称性，易复发，水洗或食鱼腥虾蟹，往往使病情加重，且可以发生在全身任何部位。阴痒无以上特点。

五、中医内治

1．辨证要点 根据阴部瘙痒的情况，带下的量、色、质、气味及全身症状进行辨证。

2．治疗原则 治疗以止痒为主，实者宜清热利湿，杀虫止痒；虚者宜滋阴养血止痒。要着重调理肝、肾、脾的功能，遵循“治外必本诸内”的原则，将内服与外治、整体与局部相结合进行施治。

3．临证要点 阴痒病因较复杂，接触性、过敏性、化学制品的刺激及全身慢性疾病等都可能引发本病。中医认为，肝肾阴虚、湿热下注和湿虫滋生是引发本病的常见原因。对于接触性、过敏性引发的阴痒，去除诱因是关键；而全身慢性疾病导致的阴痒，则以治疗原发病为主。中医治疗以止痒为主，实者宜清热利湿，杀虫止痒，虚者宜滋阴养血止痒；除内服药物外，辨证选用或结合阴道分泌物检查，配合相应的外治法，可提高临床疗效。

4．分型论治

（1）肝肾阴虚证

主要证候：阴部干涩，奇痒难忍，或阴部皮肤变白、增厚或萎缩，皲裂破溃；五心烦热，头晕目眩，时有烘热汗出，腰酸膝软；舌红苔少，脉弦细而数。

证候分析：肝肾阴虚，精血两亏，冲任血虚，血燥生风，风动则痒。肝脉过阴器，肾司二阴，故阴户干涩，奇痒难忍；风盛则肿，故阴部皮肤增厚；阴部肌肤失养，则皮肤变白、萎缩、皲裂、破溃；阴虚内热，故五心烦热；肝阳偏亢，则烘热汗出；肾虚，则腰酸膝软。舌红苔少，脉弦细而数，为肝肾阴虚之证。

治法：调补肝肾，滋阴降火。

方药：知柏地黄丸。常用知母、黄柏、熟地黄、山药、吴茱萸、泽泻、茯苓、牡丹皮、何首乌、白鲜皮等。若五心烦热、腰膝酸软甚者，可加女贞子、墨旱莲。

（2）湿热下注证

主要证候：阴部瘙痒灼痛，带下量多，色黄如脓，稠黏臭秽，头晕目眩，口苦咽干，心烦不宁，便秘溲赤；舌红，苔黄腻，脉弦滑而数。

证候分析：肝经湿热下注，损伤任带二脉，故使带下量多，色黄如脓，稠黏臭秽；湿热浸渍，则阴部瘙痒，甚则灼痛；湿热熏蒸，则头晕目眩，口苦咽干；热扰心神，则心烦不宁；湿热伤津，则便秘溲赤。舌红，苔黄腻，脉弦滑而数，为肝经湿热之证。

治法：泻肝清热，除湿止痒。

方药：龙胆泻肝汤。常用龙胆草、栀子、黄芩、木通、泽泻、车前子、柴胡、当归、生地黄、虎杖、苦参等药。若瘙痒明显，可加白鲜皮、白花蛇舌草等。

（3）湿虫滋生

主要证候：阴部瘙痒，如虫行状，甚则奇痒难忍，灼热疼痛，带下量多，色黄，呈泡沫状，或色白如豆渣状，臭秽；心烦少寐，胸闷呃逆，口苦咽干，小便短赤；舌红，苔黄腻，脉滑数。

证候分析：湿热与病虫互相滋生，其虫作食，则阴部瘙痒，如虫行状，甚则奇痒难忍，灼热疼痛；湿热下注，秽液下流，则带下量多，色黄，呈泡沫状，或色白如豆渣状，臭秽；湿热与瘙痒共扰心神，则心烦少寐；湿热内蕴，则胸闷呃逆；湿热熏蒸，则口苦咽干；湿热伤津，则小便短赤。

治法：清热利湿，解毒杀虫。

方药：萆薢渗湿汤（《疡科心得集》）。常用萆薢、薏苡仁、黄柏、赤茯苓、牡丹皮、泽泻、通草、滑石、白头翁、苦参、防风。瘙痒明显者，加百部、蛇床子。

六、外治

1．蛇床子散　组成：蛇床子、花椒、苦参、百部、冰片、蒲公英、紫花地丁、地肤子、白鲜皮、黄柏、荆芥、鱼腥草、紫草。以水煎汁，以温水洗净外阴部，药液热时熏蒸，待水温达到40℃左右时，坐浴15～20分钟。若阴痒破溃者，则去花椒。

2．紫参洗剂　组成：大黄、黄柏、黄连、黄芩、紫花地丁、苦参、白鲜皮、蛇床子、仙鹤草、覆盆子。以水煎汁，坐浴10～15分钟。适用于阴痒肝经湿热证。

七、调理防护

阴痒经过积极治疗，保持外阴部清洁卫生，多可治愈。部分患者因治疗不当，可发展成阴疮。因全身性疾病所致者，随原发病的进退，或愈或反复迁延日久。也有少数患者阴痒日久不愈，病情迁延日久，致阴部长期失于滋养而转为恶证外阴癌。

第十七章
阴　疮

一、疾病概述

妇人阴户生疮，结块红肿、热痛，或化脓腐烂，黄水淋沥，甚则溃疡如虫蚀，或者肿块位于阴道边侧，如有蚕茧，称为“阴疮”“阴蚀”“阴茧”。《神农本草经》多次述及“阴蚀”。《金匮要略·妇人杂病脉证并治》论述了妇人“少阴脉滑而数，阴中即生疮。阴中蚀疮烂者，狼牙汤洗之”。西医学的外阴溃疡、前庭大腺炎和前庭大腺囊肿可参照本病辨证治疗。

二、病因病机

本病主要由热毒炽盛，或寒湿凝滞，侵蚀外阴部肌肤所致。

1．热毒　经行产后，摄生不慎，热毒侵入；或感受湿热之邪，侵蚀外阴皮肤，破溃成疮。

2．寒湿　久居阴湿之地，或经期、产后感寒饮冷，以致寒湿凝滞，瘀血内停；或脾肾阳虚，痰浊内停，痰瘀交阻，冲任阻滞，前阴失养，日久溃腐，而成阴疮。

三、临床表现

1．病史　外阴感染、外阴溃疡，或有前庭大腺炎病史。

2．症状　外阴红肿、热痛，积结成块，或化脓腐烂，脓水淋沥，甚则溃疡如虫蚀者，或凝结成块，冷肿稀水，不能敛口，或者肿块位于阴道边侧，如有蚕茧。

3．检查

（1）妇科检查：外阴局部黏膜充血、糜烂、溃疡、流脓，或覆有脓苔。若有脓肿形成时可触及波动感，溃疡则有脓性分泌物。

（2）辅助检查：分泌物涂片及细菌培养检查。

四、鉴别诊断

1. 梅毒 因梅毒引起的外阴溃烂，其初疮是典型的硬下疳，患者有性生活不洁或感染史。梅毒血清试验阳性，活组织检查可查到梅毒螺旋体。

2. 生殖器疱疹 生殖器及肛周皮肤散在或簇集小水疱，破溃后形成糜烂或溃疡，自觉疼痛，检测病毒抗原、病毒培养检测到单纯疱疹病毒呈阳性。

五、中医内治

首先辨别阴阳、寒热。初期为阳证，日久属阴证。一般而言，红肿热痛，发病急骤，脓稠臭秽，或伴全身发热者，为实为热；肿块坚硬，皮色不变，日久不消，形体虚羸者，多属虚寒证。其次要辨善恶，若疮疡溃腐，久不收敛，脓水淋沥，恶臭难闻，多属热毒蕴结，为气血衰败之恶候。

初起属热毒者，以清热解毒，活血化瘀，消肿止痛为主。病程日久，以扶正祛邪为主，治疗应内外兼顾，重视局部治疗。

1. 热毒证

主要证候：阴部生疮，灼热结块，甚则溃烂流脓，黏稠臭秽；恶寒发热，头晕目眩，口苦咽干，心烦不宁，便秘尿黄；舌红，苔黄，脉滑数。

证候分析：热毒侵入，凝滞气血，以致阴户突然肿胀、疼痛；热毒蕴结，腐肉成脓，故阴部生疮，溃腐流脓，黏稠臭秽；邪正相争，故恶寒发热；热毒熏蒸，故头晕目眩；伤津，则口苦咽干，便秘；热扰心神，则心烦不宁。舌红，苔黄，脉滑数，为湿热邪毒之证。

治法：清热利湿，解毒消疮。

方药：龙胆泻肝汤加土茯苓、蒲公英。

若热毒壅盛者，症见发热不退，渴喜冷饮，溃脓臭秽，治宜清热解毒，化瘀除湿，方用仙方活命饮（金银花、防风、白芷、当归、陈皮、赤芍、穿山甲、天花粉、贝母、乳香、没药、皂角刺、甘草）。

2. 寒湿证

主要证候：阴疮坚硬，皮色不变，日久不愈，脓水淋漓；神疲倦怠，食少纳呆；舌淡，苔白腻，脉细弱。

证候分析：寒湿相结，痰瘀交阻，肌肤失养，故阴疮坚硬，皮色不变，或有疼痛，溃后脓水淋漓；寒湿凝滞，脾阳不振，故神疲倦怠，食少纳呆。舌淡，苔白腻，脉细弱，为寒湿凝滞之证。

治法：散寒除湿，活血散结。

方药：阳和汤。

阳和汤主治阴疽、乳岩、结核等阴凝证。方中重用熟地黄、鹿角胶滋阴补阳为君；辅以肉桂、炮姜、麻黄、白芥子温通血脉，助阳活血为臣；生甘草解毒调和诸药而为使。全方共奏温经通络，祛寒除湿，解毒消肿之功。若正虚邪盛者，症见疮久不敛，心悸气短，治宜托里消毒，方用托里消毒散（人参、川芎、白芍、黄芪、当归、白术、茯苓、金银花、白芷、甘草、皂角刺、桔梗）。

阴疮病因复杂，若按上述论治，久不收口者，要注意是否为外阴癌，必要时考虑活组织检查，病理确诊。

病程短者，热毒为患，及时治疗，多可在短期内治愈。寒湿日久，不易在短期内痊愈，常常迁延日久，反复缠绵。发生癌变者则预后不良。

六、外治

1. 初肿期　如意金黄散用香油调敷，可清热除湿，散瘀解毒，止痛消肿。

2. 脓成期　若不能自溃者，宜切开引流排脓，溃后用生肌散撒敷疮面，可祛腐生肌。

第十八章
外阴白色病损

一、疾病概述

外阴白色病损是指在各种因素影响下所致外阴部皮肤黏膜不同程度变白或呈粗糙、萎缩的状态，好发于阴蒂、小阴唇、大阴唇内侧，其主要症状是外阴奇痒，干涩疼痛。其病因与自身免疫、遗传因素、感染因素、代谢因素相关。属祖国医学阴痒、阴蚀、阴疮等范畴，发病与脏腑、经络、气血功能失调及外邪入侵有关。

二、病因病机

外阴白色病损发病与脏腑、经络、气血功能失调及外邪入侵有关。

1．肝肾阴虚 中医学认为肝主藏血，为精血之源，肾藏精，主生长发育和生殖，两者精血同源，相互资生。肝之经络循少腹，入毛中，环阴器，前阴为肾之窍，肾司二阴，本病的发生与肝肾二脏密切相关。

2．湿热下注 湿性重浊趋下，易袭人之阴位，湿邪外侵，聚湿生热，湿热生虫，瘙痒剧烈，入夜尤甚，湿性重浊黏滞，易使病变迁延，反复发生，湿邪长期盘踞阴部，使阴部血络瘀阻，瘀阻日久，甚至瘀滞不通，可致阴部增厚、疼痛。

3．虫袭外阴 《校注妇人良方》指出“妇人阴痒，为三虫在肠胃之间，因脏虚而蚀阴中”。因脏虚虫动，作食于阴，其虫作势，微者痒，重乃痛，提示阴痒的发生与虫邪搏于皮肤之间有关。

4．血虚生风 血虚生风化燥，风燥阻络，又或恰遇“风、热、燥、湿”之邪客于阴部，使经络阻滞，疏泄失司，气血失和，蕴久血络瘀阻，均可致阴部瘙痒。

西医认为外阴白色病变的确切病因不详，外阴慢性单纯性苔藓可能与外阴潮湿和对外来刺激物反应过度有关。外阴硬化性苔藓可能和自身免疫、遗传、外伤及慢性刺激、感染、内分泌等因素有关。

三、临床特点

1．病史　可有反复的阴道炎病史，或有白癜风、甲状腺功能亢进或减退等病史。

2．临床表现　外阴瘙痒，灼热疼痛，溃烂渗液，性交困难，或尿痛，尿频，失眠等。

3．妇科检查

（1）鳞状上皮细胞增生：外阴大阴唇，阴唇间沟、阴蒂包皮和后联合处皮肤粗糙、肥厚，颜色减退，呈暗红或粉红色，并有界限清晰的白色斑块，或表面有鳞屑、湿疹样改变。多见于50岁以前的中年妇女。一般无萎缩或粘连。

（2）外阴硬化性苔藓：外阴皮肤、黏膜及肛门周围皮肤变薄失去弹性，干燥易皲裂，色素减退或变白，阴蒂萎缩且与其包皮粘连，小阴唇平坦萎缩，逐渐与大阴唇内侧融合以致完全消失。晚期皮肤菲薄皱缩似卷烟纸，阴道口挛缩狭窄以致性交困难。可见于任何年龄，但以40岁左右妇女发病率最高。

（3）硬化性苔藓合并鳞状上皮细胞增生（混合型）：增生型与萎缩型外阴局部体征并见。

4．辅助检查　活体组织病理检查是确定增生型、萎缩型、混合型，或是否存在不典型增生或癌变的唯一确诊方法。鳞状上皮增生，如出现溃疡长期不愈，特别是有结节隆起时，应警惕局部癌变的可能，应及早活检确诊。活检应在皲裂、溃疡、隆起、硬结或粗糙处进行，并应选择不同部位多点取材。

四、鉴别诊断

1．白癜风　白斑常按神经节段分布而呈带状排列。除皮肤损害外，口唇、阴唇、龟头及包皮内侧黏膜也常受累。本病多无自觉症状，少数患者在发病前或同时有患处局部瘙痒感。白癜风常伴其他自身免疫性疾病，如糖尿病、甲状腺疾病、肾上腺功能不全、硬皮病、异位性皮炎、斑秃等。

2．老年外阴生理性萎缩　绝经后的中老年妇女，卵巢功能衰退，雌激素分泌水平降低，其靶器官也随之萎缩，这种情况引起的外阴萎缩，并不会影响外阴的形态。

五、中医内治

1. 肝肾不足证

证候：外阴干燥瘙痒，烧灼疼痛，性交困难，头晕目眩，双目干涩，腰膝酸楚，耳鸣乏力，外阴局部皮肤黏膜变薄变脆，弹性减弱或丧失，色素减退或消失，阴蒂及小阴唇萎缩平坦，甚或粘连，舌红，苔薄，脉细软。病理活检多见为硬化苔藓型。

证候分析：素体肝肾亏损，有久病、失血病史。外阴局部萎缩性改变，伴头晕目眩，腰膝酸楚，耳鸣。病理活检多见硬化苔藓型。舌红，苔薄，脉细软。

治法：补益肝肾，养荣润燥。

处方：左归丸合二至丸。

常用药：头晕目眩者，加当归、白芍、川芎、钩藤；外阴黏膜弹性减退，性交困难者，加淫羊藿、菟丝子、仙茅、肉苁蓉；大便干结者，加玄参、麦冬、首乌。

2. 肝郁气滞证

证候：外阴瘙痒干燥，灼热疼痛，性情抑郁，经前乳房胀痛，胸闷嗳气，两胁胀痛，外阴局部皮肤粗糙肥厚，或皲裂、脱屑、溃疡，或色素减退，可发生在大小阴唇间或波及阴蒂会阴处，舌苔薄，脉细弦。病理活检多见于增生型改变。

证候分析：有情志创伤史。外阴局部呈增生型改变，伴情志抑郁，乳房胀痛等。病理活检为增生型改变。舌苔薄，脉细弦。

治法：疏肝解郁，养血祛风。

处方：黑逍遥散。

常用药：地黄、柴胡、当归、白芍、白术、茯苓、甘草、生姜、薄荷。肝阴不足，咽干口燥，头晕目眩者，加枸杞子、麦冬、北沙参；肝郁化热，心烦易怒者，加牡丹皮、黑栀子、郁金；胸胁乳房胀痛者，加橘核、丝瓜络、川楝子。

3. 心脾两虚证

证候：外阴干燥瘙痒，头晕目眩，心悸怔忡，夜寝梦扰，面色萎黄，气短乏力，外阴局部皮肤黏膜变薄，色素减退，脱屑皲裂，或阴唇阴蒂萎缩粘连，或局部增厚，舌淡胖，苔薄，脉细弱。病理活检多见于萎缩型改变，也可见增生型。

证候分析：素体脾虚气弱，或久病史。外阴呈萎缩型改变，或可见增生型，伴头晕目眩，面色萎黄，心悸怔忡。病理活检多见萎缩型，少数见增生型。舌淡胖，苔薄，脉细弱。

治法：益气养血，润燥止痒。

处方：归脾汤。

常用药：脱屑皲裂者，加桃仁、红花、穿山甲、鳖甲；阴蒂、阴唇萎缩者，加菟丝子、肉苁蓉、制首乌。

4．脾肾阳虚证

证候：外阴瘙痒，腰脊酸楚，尿频尿多，四肢欠温，形寒畏冷，面浮肢肿，纳差，大便溏，外阴局部皮肤黏膜变薄变脆，色素减退，弹性减弱，阴蒂阴唇萎缩平坦，甚或粘连，舌淡胖，苔薄白或薄润，脉沉细无力。病理活检多见萎缩型改变。

证候分析：素体脾肾阳虚。外阴局部呈萎缩型改变，伴腰酸怕冷，面浮肢肿，大便溏，尿频。病理活检多呈萎缩型改变。舌淡胖，苔薄白或薄润，脉沉细无力。

治法：温补肝肾，祛风止痒。

处方：右归丸。

常用药：外阴瘙痒者，加荆芥、防风、地肤子；阴蒂、阴唇萎缩者，加仙茅、淫羊藿、肉苁蓉。

5．湿热下注证

证候：外阴瘙痒，烧灼疼痛，或破损溃疡，渗流黄水，白带增多，色黄气秽，胸闷烦躁，口苦口干，小便赤，大便秘，外阴局部皮肤黏膜粗糙肥厚，或变薄变脆，破损溃疡，红肿疼痛，渗流脓水，舌边尖红，苔黄腻，脉弦数。病理活检可见萎缩型、增生型或混合型，伴有感染炎症。

证候分析：素体湿热内蕴。外阴瘙痒灼痛，局部破损溃疡，渗流黄水，伴口苦口干，小便赤，大便秘。病理活检为外阴营养不良，伴有感染炎症改变。舌边尖红，苔黄腻，脉弦数。

治法：清热凉血，利湿止痒。

处方：龙胆泻肝汤。

常用药：局部红肿，渗流黄水者，加重楼、土茯苓、连翘、大黄、牡丹皮；黄带增多者，加椿根皮、薏苡仁、车前草。

六、特殊治法

1．验方

（1）淫羊藿、川椒、农吉利、莪术、鹿衔草、紫草、蛇床子、苦参、黄柏、荆芥、防风、当归尾煎水外洗。

（2）苦参、黄柏、狼毒、猪牙皂、白鲜皮、野菊花、苍术、补骨脂、透骨草等水煎混匀，后加入姜石粉，坐浴。

（3）白鲜皮、淫羊藿、蛇床子、白蒺藜、防风、金银花、黄柏、马齿苋、花椒、苦参、土茯苓、红花等，水煎熏洗坐浴。

2．激光与电热针 以电热针仪针刺患部与会阴、曲骨、中极等穴位加上激光局部治疗，具有“通”和“温”两方面的功效，温通经络，疏风散寒，改善气血运行。

3．中成药 白黄苦参洗剂，为成都中医药大学附属医院院内制剂，由白鲜皮、黄柏、苦参、蛇床子、百部、野菊花、冰片制成。使用时以 1∶5 的比例兑水稀释后坐盆。

七、调理防护

1．积极治疗阴道炎、盆腔炎、子宫颈炎等，以避免外阴部经常受白带浸渍而发生炎症。

2．保持外阴皮肤清洁干燥，避免用手抓挠等刺激，避免刺激性药物及肥皂的刺激。

3．衣着宽大，穿棉织内衣裤，勤换内裤。

4．避免食用辛辣食物及过敏食物，多食蔬菜，保持大便通畅。

5．保持精神情绪乐观，避免一切不良精神刺激，注意足够的睡眠和丰富的营养。

八、临床医案

杨某，女，30 岁。

初诊时间：1995 年 6 月 24 日

16 岁月经初潮，月经周期 24 日，行经期 4 日。妊娠 1 次，足月顺产。末次月经 5 月 27 日。3 个月前始觉阴部瘙痒，初未予重视，自用“洁尔阴洗液”

外洗，略有减轻，继而效不显，至上海某妇产科医院治疗，并取大阴唇白斑区域组织做病理切片，证实为混合型营养不良型。曾用1%氢化可的松软膏、2%丙酸睾酮鱼肝油软膏治疗，但效果不佳。阴痒不分昼夜，严重影响工作及生活，遂来医院求治。诊时但见神疲乏力，胃纳不佳，经期先后两周不定期，量中色淡，带下色白略黄稠且多，舌淡体胖，边有齿印，苔薄白腻，脉细滑。辨证属脾运不健，冲任不调，湿浊蕴下。治当健脾化湿，调理冲任，佐以止痒。方用：

炒党参 12g　炒白术 10g　云茯苓 12g　生薏苡仁 20g
怀山药 10g　白芷 3g　赤芍 10g　白芍 10g
当归 10g　制香附 6g　鱼腥草 12g　蛇床子 10g
淡竹叶 10g

7剂，水煎服，另用：

蛇床子 15g　野菊花 12g　紫花地丁 12g　云茯苓 12g
蔷薇花 12g　川黄柏 10g　细辛 3g　鱼腥草 12g
白芷 3g

7剂，水煎熏洗，每日3～4次。

熏洗后以蔡氏“爽阴粉”薄施患处。一周后瘙痒得减，能忍而工作。再治三周，痒止，外阴皮肤、黏膜皮肤基本恢复正常，后以三妙丸合健脾丸/乌鸡白凤丸连服一月以资巩固，三月后随访未见复发，经行正常。

蔡氏“爽阴粉”：主要由川芎、白芷、细辛、防风、蛇床子、黄柏等药研细末组成。

（案源：《蔡氏妇科临证精粹》[1]）

1　黄素英．蔡氏妇科临证精粹[M]．上海：上海科学技术出版社，2010：145.

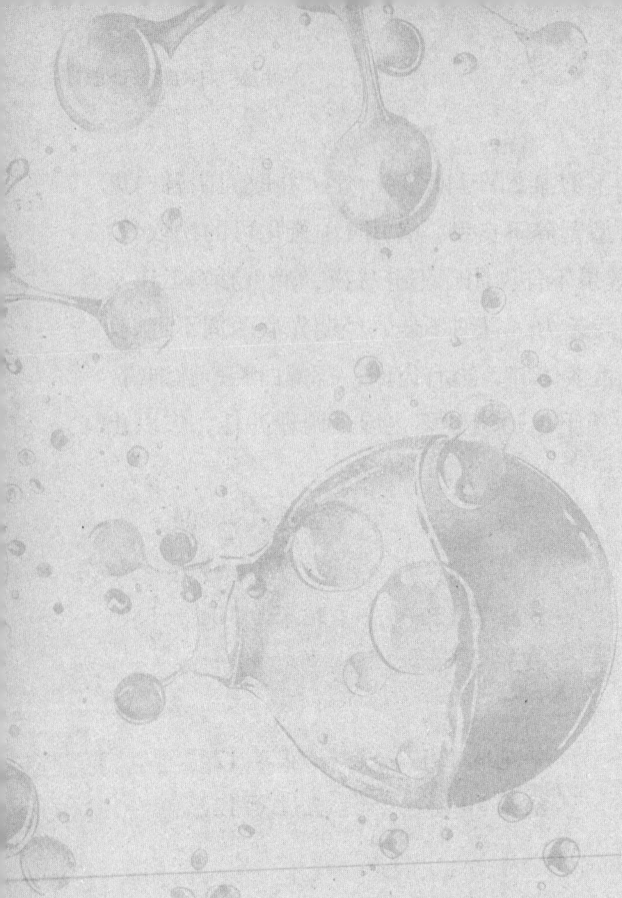

下篇

儿童皮肤病

第一章
小儿湿疹

一、疾病概述

湿疮是一种皮肤的变态反应性疾病，相当于西医的湿疹，发于儿童时称为小儿湿疹。皮损表现为多形性，呈对称分布，常见红斑、丘疹、疱疹、渗出，伴有剧烈瘙痒，好发于颜面、手部、小腿、肛门等部位，复发率高，常引起小儿哭闹烦躁、食欲变差、睡眠不安等，严重影响小儿的健康及生长发育。发病原因多为先天禀赋不耐，无明显季节性。

西医认为，湿疹是由多种内、外因素引起的真皮浅层及表皮炎症，属于迟发型变态反应性疾病。现代医学目前多认为是在机体内部因素如免疫功能异常、皮肤屏障功能障碍等的基础上，由多种内外因素综合作用的结果。免疫性机制如变态反应和非免疫性机制如皮肤刺激均参与了发病过程。微生物可以通过直接侵袭、超抗原作用或诱导免疫反应引发或加重湿疹。临床上急性期皮损以丘疱疹为主，有渗出倾向，慢性期以苔藓样变为主，易反复发作。发生在18岁以下的称为儿童湿疹，临床上尤其以12岁以下儿童居多。有研究表明，儿童湿疹的发生与食物不耐受、生活环境及接触环境有密切关系，大多数湿疹儿童经过敏原检测，均出现不同程度的阳性结果。

该病高发率与儿童皮肤屏障紧密相关。首先，年龄越小，皮肤最外层的角质层细胞体积越小，厚度更薄，更容易发生经表皮失水。其次，儿童因体表面积与体重的比值高，单位面积皮肤对药物或洗护用品的吸收率明显高于成人，因此对于过敏物质或毒性物的反应更强烈。

二、病因病机

小儿湿疹多因先天禀赋不足，母亲体内湿热毒邪传于胎儿，后天患儿脾胃娇弱，饮食不节，脾胃功能失健，加之调护不当，致使湿热内生，外受风湿热邪，内外之邪相搏，郁于肌肤而成。

1. 禀赋不足，母遗胎热　古代医家已注意到遗传因素对湿疹发病起到了重要作用。《外科正宗·奶癣》载“儿在胎中，母食五辛，父餐炙煿，遗热于儿，生后头面遍身发为奶癣，流脂成片，睡卧不安，搔痒不绝”。清代祁坤《外科大成》论述小儿湿疹形成时言：“敛疮……由母受胎之日，食酸辣海味太过，多生此疮。”可见本病的发生与上代双亲的体质有密切关系，特别是母体的健康与否，与本病的关联更为突出。若母体嗜食辛辣刺激之品，致使脾胃受损，内生湿热，湿热之邪下侵胞宫，致使胎儿宫内受邪，使小儿先天禀赋不足，胎儿出生之后，脏腑娇嫩、形气未充，经母体遗留下来的胎毒容易外发于肌肤，形成本病。

2．脾气不足，湿热内生　小儿脾常不足，一方面，脾胃发育未臻完善，脾胃之体成而未全，脾胃之气全而未壮，运化功能尚待加强；另一方面，五脏娇嫩，各脏强弱不均衡，某一脏腑的轻微变化极易引发相关脏腑的病变，小儿肝常有余，易克制脾土太过，进一步影响脾脏功能。小儿饮食不知自节，部分家长育儿知识匮乏，喂养不当，造成饮食积滞，进而影响脾胃运化功能，致使湿热内生。

3．肺气常虚，感受外邪　《万氏家藏育婴秘诀》记载：“五脏之中，肝有余，脾常不足，肾常虚……人皆曰肝常有余，脾常不足，予亦曰心常有余，肺常不足……此所谓有余不足者，非经云虚实之谓也。”肺脾不足是小儿一大生理特点，肺主气，属卫，肺气不足则卫气不固，卫气不固则皮肤腠理开阖失司，机体应对环境气候变化的适应能力较差，因此易感受外邪。外感风、湿、热三邪乘虚侵入皮毛，郁于肌肤腠理，与内生湿合而为病。

4．心肝有余，湿、热内蕴　《诸病源候论》记载：“浸淫疮，是心家有风热，发于肌肤。”《外科备要》又载：“绣球风，由肝经湿热，风邪外袭皮里而成。”风热之邪外袭，经由皮肤腠理侵入机体，或内生湿热循经而犯，热邪侵入营血，气营两燔，血热壅盛，心主行血，肝主藏血，热邪经由脉道内蕴于心肝两脏，常表现为皮肤鲜红肿胀、胸胁苦满、疼痛瘙痒剧烈，伴有心烦胸闷、情绪急躁易怒、大便秘结、小便短赤、舌边尖红、脉数等。

5．血虚风燥　本病后期多表现为皮肤粗糙、脱屑、苔藓样变，中医学认为本证是由气血亏虚不能濡养肌肤所致。小儿生长迅速，极易消耗储存于肝脏与肾脏的先天之精血，而脏腑娇嫩，机体阴阳不均衡，脾胃功能未臻完善，运化水谷精微的速度欠佳，后天气血生化来源不足，加之久病耗伤气血津液，促使本病的发生。

现代医学小儿湿疹的发病机理尚不清楚，致病因素可分为内因与外因。外在影响因素以各类过敏原为主，包括食入物（如海鲜、动物蛋白及部分水果）、吸入物（如尘螨、霉菌、花粉、动物皮毛等）、接触物（化学制剂、油漆）以及各种理化因素。内在影响因素中过敏体质是首要因素，与遗传密切相关，并可随年龄、环境的变化而改变。神经精神因素、内分泌代谢及胃肠功能紊乱、肠道寄生虫、感染病灶、某些食物（如海鲜、动物蛋白）也可诱发湿疹或使其加重。

三、临床表现

婴儿湿疹好发于面颊部、额部，严重者可发展至躯干四肢。皮损形态多样，呈对称分布，时轻时重。按照婴儿湿疹发病特征的不同又可分为急性婴儿湿疹、亚急性婴儿湿疹、慢性婴儿湿疹。急性湿疹的主要临床表现为瘙痒、红斑、丘疹、水疱，部分患者可见有小片糜烂流滋；亚急性湿疹的主要临床表现为瘙痒、红斑呈暗红色，水疱和丘疹减少，上附有鳞屑；慢性湿疹常由急性、亚急性湿疹反复发作，失治误治迁延日久而成，主要表现为瘙痒，患部皮肤可见色素沉着，皮肤增厚，结痂，鳞屑。若婴儿湿疹到 2 岁后未愈，有家族过敏史或有哮喘、过敏性鼻炎等病史，当考虑为特应性皮炎。

四、鉴别诊断

1. 接触性皮炎 需与急性湿疮鉴别。接触性皮炎常有明确的病因，发病部位局限于接触部位，皮疹形态较单一，局部水肿，可见水疱，皮损边界清楚。自觉痒痛或灼热感，去除病因后可较快痊愈。

2. 牛皮癣 需与慢性湿疮鉴别。牛皮癣好发于颈项、肘、尾骶部，皮损分布常不对称，有典型的苔藓样变，皮损倾向干燥，无多形性损害。

3. 手足癣 需与手足部湿疮鉴别。手足癣皮损界限清楚，常呈环堤状改变，从单侧手掌、足趾或趾间发病，刮取皮损部鳞屑做真菌镜检呈阳性。

4. 寻常性白疕 需与慢性湿疮鉴别。寻常性白疕多有遗传因素，皮损初起为红色斑、丘疹，有典型的薄膜现象和点状出血现象。

5. 面游风 需与慢性湿疮鉴别。小儿面游风多出现在出生后 3 个月内，病变边界不清，有油腻性鳞屑，可伴有臭味。

五、中医内治

儿童湿疹属本虚标实，以脾胃虚弱、先天不足为本，风、湿、热等外邪为标，基于脾虚湿困之病机，以健脾化湿为主要治则，同时标本兼顾，辨证论治。急性者治以清热利湿，亚急性者以健脾利湿或滋阴除湿为主，慢性者以养血润肤为主。

1．湿热蕴肤证

证候：发病快，病程短，皮损潮红，有丘疱疹，灼热瘙痒无休，抓破渗液流滋水；伴心烦口渴，身热不扬，大便干，小便短赤，舌红，苔薄白或黄，脉滑或数。

治法：清热利湿止痒。

方药：文氏马齿苋汤加减。常用马齿苋、生地黄、龙骨、地肤子、磁石、金银花、连翘、川射干、黄芩、紫荆皮、石膏、知母、生甘草等加减。热重者加栀子、大青叶；水疱多，破后流滋多者，加土茯苓；瘙痒重者，加地肤子、白蒺藜；纳呆便干者，加炒山楂、炒麦芽；皮疹鲜红灼热者，加赤芍、牡丹皮。

2．脾虚湿蕴证

证候：发病较缓，病程较长，皮损潮红或淡红，有丘疹，瘙痒，水疱，鳞屑，抓破后糜烂渗出，可见鳞屑，伴纳呆食少，腹部胀满不适，便溏，舌质淡胖，舌苔白腻，脉濡缓。

治法：健脾利湿止痒。

方药：文氏健脾除湿汤加减。常用南沙参、炒白术、马齿苋、地肤子、石决明、磁石、夏枯草、茯苓、金银花、连翘、牡丹皮、陈皮、川射干、生甘草等加减。渗出多者，加苍术、土茯苓。

3．阴虚湿热证

证候：发病较缓，病程较长，皮肤浸润，皮肤肥厚，干燥脱屑，瘙痒剧烈，略见出水。伴午后颧红，心烦盗汗，口干口苦，小便短赤。舌质红，少苔或无苔，脉细弦滑。

治法：滋阴除湿。

方药：滋阴除湿汤加减。常用白鲜皮、生地黄、玄参、丹参、茯苓、蛇床子、当归、泽泻加减。瘙痒严重者，加用蝉蜕、乌梢蛇；伴有脱皮、口干口苦明显者，加用沙参、熟地黄、麦冬、天冬。

4．血虚风燥证

证候：发病缓慢，病程久，反复发作，多见于慢性湿疮。皮损色暗或色素沉着，或皮损粗糙肥厚，剧痒难忍，遇热或肥皂水洗后瘙痒加重；伴有口干不欲饮，乏力，纳差，腹胀，舌淡苔白，脉弦细。

治法：养血润燥，祛风止痒。

方药：文氏润燥止痒汤加减。常用女贞子、地肤子、磁石、珍珠母、生地黄、金银花、连翘、墨旱莲、制首乌、当归、白蒺藜、牡丹皮、生甘草加减。夜间烦躁，难以入睡者，加酸枣仁、合欢花、夜交藤；皮损粗糙肥厚者，加丹参、益母草、鸡血藤。

六、外治

1．湿性湿疹

（1）湿敷方：用生地榆、黄柏各9g。煎水100ml，待温，用纱布叠成5～6层，或以口罩或小毛巾，蘸水湿罨患处。隔20～30分钟蘸水再罨再敷，每日3～4次，直至流水减少为止，改用湿疹膏。亦可用青白散，以麻油调敷患处。

（2）洗剂：硫黄30g、花椒5g、黄连10g，加水700ml，去渣外搽，每日3～4次。

（3）粉剂：青蛤散，煅蛤粉10g、青黛3g、轻粉5g、黄柏5g、熟石膏20g，共研细末，水多时干掺，水少时麻油调搽；文蛤散，五倍子100g，打成细块，锅内炒黄色，次下川椒60g，同炒至黑色烟起为度，入罐内封口存性，次日加入轻粉15g，先研极细，再共研极细末，香油调搽。

2．干性湿疹

（1）外搽玉红膏或润肌膏。

（2）乌云膏：松香末60g、硫黄末60g，研匀，香油调如糊，摊青布上半指厚，卷成条，线扎之，再用香油泡1日，取出，刮去浮油，火烧着一头，下用粗碗接之，布灰陆续剪去，取滴下之药油，浸冷水内一夜出火毒，抹于患处。

七、调理防护

1．避免接触可能诱发湿疹的各种因素，如皮毛、花粉、油漆、肥皂、化纤衣物等。

2. 注意调护小儿脾胃，喂食、哺乳应有节制。乳母不宜过食辛辣香燥、鱼虾、鸡、鸭、牛、羊肉等发物；患儿忌食虾、蟹、鱼、牛、羊肉等厚味之品。

3. 避免不良刺激，患处忌用热水擦洗或使用肥皂及碱性刺激物；痂皮厚者不宜硬性剥除痂皮，应用消毒麻油湿润，再轻轻揩去痂皮。

4. 保持皮肤清洁，避免搔抓，防止继发感染。修剪患儿指甲，可用纱布或袜子套住患儿两手，防止患儿搔抓和摩擦。

5. 避免强烈日光照射，衣着不宜过厚，头部可戴柔软布帽，以减轻后枕部的摩擦。

6. 急性发作期间切忌接种牛痘或注射各种预防针药，以防引起严重不良反应。避免接触患单纯疱疹的患者。

7. 皮肤保护包括洗手时不要使用碱性太强的肥皂，不要使用非皮肤清洁剂，每日洗手的次数不可太多，洗完手后要立即擦干，使用润肤剂。接触刺激性物质或致敏原要戴手套。

八、临床医案

患儿，女，3 岁零 7 个月，2015 年 3 月 12 日初诊。慢性湿疹 3 年。全身多处片块状皮损，双上肢尤甚，呈斑疹、斑丘疹、丘疱疹伴渗出，色红，抓痕，部分结痂，剧烈瘙痒，边界清楚，唇红，眠差，纳差，大便结，舌红苔黄腻，脉弦。

西医诊断： 特应性皮炎（亚急性）。

中医诊断： 湿疮。

证型： 湿热蕴肤证。

治则： 健脾除湿，清热祛风。

方用马齿苋汤合四君子汤加减：

马齿苋 10g	野菊花 5g	黄芩 5g	僵蚕 5g
龙骨 3g	紫荆皮 8g	南沙参 10g	苍术 5g
白术 5g	土茯苓 15g	黄柏 3g	薏苡仁 8g
地骨皮 6g	牡丹皮 10g	牛蒡子 10g	甘草 3g

4 剂，水煎服，2 日 1 剂，每日 3 次，每次 60ml。外治：以此方药渣煎汤外洗，每日 1 次。

二诊（2015 年 3 月 16 日）：皮损变薄，渗出明显减少，肿胀减轻，瘙痒减轻，纳稍增，大便通，舌苔薄黄腻，质常，脉弦。上方去黄柏、薏苡仁加桑白皮 12g、连翘 8g。再进 4 剂。

三诊（2015 年 3 月 20 日）：皮损色淡，渗出不明显，无肿胀，瘙痒明显减轻，纳增，二便可，舌苔薄黄腻，质常，脉弦。治则为健脾益肾，祛风止痒。上方去黄芩、龙骨、牛蒡子，再进 2 剂，前后用药 2 个月左右，患者无任何不适，临床基本痊愈，随访 1 年未发作。

（案源：成都中医药大学附属医院皮肤科艾儒棣教授门诊）

第二章

丘疹性荨麻疹

一、疾病概述

丘疹性荨麻疹是一种在夏秋季节比较常见的过敏性皮肤病，又名急性单纯性痒疹、荨麻疹样苔藓，或统称“虫咬皮炎”。其表现为皮肤上出现红色风团样丘疹，略呈纺锤形，质地较硬，顶端或有水疱，全身皆可出现，奇痒难忍，令患者烦躁不安，甚至影响睡眠。通常需要2周左右才能慢慢消退。有些患者会出现老的一批皮疹消退，又有一批新的皮疹出现，甚至反反复复形成慢性病程，还有的会发展成结节性痒疹。多见于婴幼儿，成人亦可患病，往往同一家庭中几人同时发病。夏季及初秋，因患者多穿着单薄、暴露。好发于肢体部位，多为无衣物遮蔽部位。

二、病因病机

本病系先天禀赋不耐，外感风邪，湿热内蕴，或昆虫叮咬，毒邪内侵，风、湿、虫、毒蕴结于肌肤而发病。

1. 人体皮肤被昆虫叮咬，接触其毒液，或接触虫体的有毒毛刺，邪毒侵入肌肤，与气血相搏；或禀性不耐，过敏而成本病。

2. 禀性不耐，高度敏感者，感染虫毒后正邪交争剧烈，毒邪入于营血，或侵蚀筋脉或累及脏腑，则皮损严重，并有全身中毒反应。

西医学认为，虫咬皮炎是因虫类叮咬，昆虫将口器刺入皮肤吸血，或将毒汁注入体内，或接触其毒液及虫体的毒毛所致。

三、临床表现

本病多见于昆虫滋生的夏秋季节，好发于暴露部位。尤以小儿及青少年多见。皮损以丘疹、风团或瘀点为多见，亦可出现红斑、丘疱疹或水疱，皮损中央常可见有刺吮点，散在分布或数个成群。由于搔抓而水疱破裂，引起糜烂，有的可继发感染，或局部臖核肿大。自觉奇痒，灼热红肿或疼痛。一般无全身不适，严重者有畏寒发热、头痛、恶心、胸闷、呼吸困难等全身中毒症状。

四、鉴别诊断

瘾疹（荨麻疹） 发病突然，皮肤出现红色或苍白色风团，时隐时现，消退迅速，不留痕迹，以后又成批发生。其中风团时起时消、发无定处是主要鉴别点。

五、中医内治

本病以预防为主，发病后以外治为主，轻者外治可愈，重者内、外合治。治法主要为清热解毒止痒。

1. 风热证

证候：皮损常发生在四肢，为散在性红色风团样丘疹，中心有小丘疹或水疱，瘙痒较重，或恶风、身热、口渴、尿黄，舌质红、苔薄白或黄，脉浮数。

治法：疏风清热、宣肺止痒。

处方：消风散。

常用药：当归、生地黄、防风、蝉蜕、知母、苦参、荆芥、苍术、牛蒡子、石膏、甘草等。若瘙痒明显可加地肤子、苦参等。

2. 湿热证

证候：皮损多发生在腰骶部位，丘疱疹、水疱较多，部分挠破糜烂，伴见渗液，滋水淋漓，自觉又痛又痒，或伴发热、便秘、食欲不振等症状，舌质红、苔黄微腻，脉濡数。

治法：清热化湿、疏风止痒。

处方：龙胆泻肝汤。

常用药：龙胆草、栀子、黄芩、泽泻、车前子、柴胡、甘草、当归、夏枯草、马齿苋、生地黄等。若渗出较多可加土茯苓、白鲜皮等；若便秘、食欲不振可加决明子、山楂等。

六、外治

1. 搽药 起红斑、丘疹、风团等皮损，用1%薄荷三黄洗剂（即三黄洗剂加薄荷脑1g）外搽；感染邪毒，水疱破后糜烂红肿者，可用马齿苋煎汤湿敷，再用青黛散油剂涂搽；或外用颠倒散洗剂外搽。

2．酊剂 生于毛发处者剃毛后外搽50%百部酊杀虫止痒。

3．松毛虫、桑毛虫皮炎可用橡皮膏粘去毛刺，外涂5%碘酒；蜂螫皮炎应先拔去毒刺，火罐吸出毒汁，消毒后用紫金锭磨水外涂；隐翅虫皮炎需格外注意，除预防外，接触后应尽早用肥皂水清洗或涂以碱性溶液，忌强碱溶液。可用无菌纱布蘸取浓度为1∶8 000的高锰酸钾溶液或5%的碳酸氢钠溶液湿敷患处。并及时就医。

七、调理防护

1．保持环境清洁卫生，消灭害虫。

2．衣服、被褥应勤洗勤晒，防虫藏身。

3．儿童户外玩耍时要涂防虫叮咬药物。

4．发病期间忌海鲜鱼腥发物，多饮水，多吃蔬菜、水果，保持大便通畅。

八、临床医案

患儿，4岁，女，2017年6月27日就诊。

家长代诉：四肢起丘疹伴瘙痒3天。

现病史：3天前，患儿无明显诱因即于四肢出现淡红色丘疹，瘙痒明显。1天前，皮损增多，瘙痒症状加重。症见：四肢、腰臀部散在黄豆至花生米大小淡红色斑丘疹，部分可见顶端有抓痕及血痂，瘙痒明显，夜间睡眠差，平素挑食纳差，大便质干，1～2日1行。舌质红，苔白，脉数。

西医诊断：丘疹性荨麻疹。

中医诊断：土风疮。

辨证：脾虚湿盛证。

治法：健脾祛湿，祛风止痒。

方用自拟丘荨三豆饮方加减。

赤小豆 10g	黑豆 10g	绿豆 15g	白鲜皮 10g
土茯苓 10g	茵陈 8g	刺蒺藜 5g	神曲 10g
槟榔 5g	乌梅 8g		

水煎200ml，每次50ml口服，每日2次，每日1剂。所剩中药渣煎汤外洗，日1次。嘱家长看管患儿避免搔抓，勿食鱼虾、奶蛋、辛辣等食物。

2017年7月3日二诊：3剂后患儿皮损部分消退，瘙痒减轻，皮损颜色变淡，纳差改善不明显，精神睡眠渐好转，上方基础上去槟榔，加木香 8g、砂仁 6g。5 剂后，皮损明显消退，症状缓解。

自拟丘荨三豆饮：黑豆、绿豆、赤小豆、白鲜皮、土茯苓、茵陈、刺蒺藜、神曲、槟榔。具有健脾利湿、清热解毒之效。

（案源：黄虹教授从脾胃论治小儿丘疹性荨麻疹经验[1]）

1 贾九丽．黄虹教授从脾胃论治小儿丘疹性荨麻疹经验 [J]．中国民族民间医药，2019，28（3）：57–58．

第三章

葡萄疫（过敏性紫癜）

一、疾病概述

葡萄疫是以皮肤、黏膜下出现瘀点或瘀斑为主要表现的一种血管炎性疾病。其临床特点是皮肤或黏膜出现紫红色瘀点、瘀斑，压之不褪色，可伴有腹痛、关节痛或肾脏病变，一般无血液系统疾病。本病多见于儿童及青少年，好发于四肢伸侧，尤多见于小腿，且春季发病较多。葡萄疫之病名首见于《外科正宗·杂疮毒门》，曰："葡萄疫，其患多生小儿，感受四时不正之气，郁于皮肤不散，结成大小青紫斑点，色若葡萄，发在遍体头面，乃为腑症。"古代文献中有称"肌衄""斑毒"等。本病相当于西医学的过敏性紫癜。

二、病因病机

本病总由禀赋不耐，邪伤脉络所致。血不循经或瘀血阻滞络道，血溢脉外，凝滞肌肤，发为紫斑。累及脏腑则发为腹痛、尿血、便血之症。

1. 热毒伤络　多因外感风热，邪毒入里，脏腑蕴热，灼伤脉络，血不循经，热邪迫血妄行，外溢肌肤，内渗脏腑。

2. 湿热伤营　湿热蕴肤，郁热化毒，伤及脉络，阻塞脉道，血不循经，血外溢肌肤而出疹，内则蕴阻肠胃、关节而发病。

3. 脾气亏虚　素体脾虚，气虚不固，统血无权，血溢脉外而发斑。

4. 脾肾两虚　阴血不足，虚火上炎，灼伤脉络，血随火动，渗于脉外，而成紫斑；或火不生土，运化无力或思虑饮食伤脾，脾阳虚衰，不能统血，血溢脉外而发斑；肾阳虚衰，气化失司，水湿内停，湿热下注而发斑疹。

西医学认为，本病病因复杂，细菌、病毒、食物、药物等均可导致发病，此外，恶性肿瘤和自身免疫性疾病亦可成为致病因素。

三、临床表现

发病前有上呼吸道感染、食用鱼虾发物或服药过敏等病史。皮疹以四肢伸侧为主，尤多见于小腿部，亦可泛发于臀部及躯干。皮损表现为针尖到绿豆大小的瘀点或瘀斑，色鲜红或暗红，压之不褪色，多对称或成批出现，1周左右转为黄褐色。多一面消退，一面又发新皮损。皮疹若融合成片，严重者可出现风团、红斑、水肿、血疱、溃疡、坏死等。无瘙痒或偶有瘙痒，易反复发作，1～2个月才能全部消退。

分型表现：单纯型仅有皮肤损害，而未累及内脏，一般无明显全身症状；关节型皮损可出现风团、红斑、血疱，并伴有腕、肘、膝、踝关节等处疼痛；腹型者除皮疹外，伴有恶心呕吐，腹痛腹泻，甚至便血等，重者出现肠套叠或肠穿孔；肾型者皮损较重，伴有蛋白尿、血尿、管型尿，后期可转为慢性肾炎、尿毒症，或同时兼见关节或胃肠道症状。

辅助检查：白细胞有轻度至中度增高，嗜酸性粒细胞计数有时增高，红细胞沉降率增快。肾型者，尿中有红细胞、尿蛋白、管型。血小板计数、出凝血时间、血块收缩时间均正常。

四、鉴别诊断

1．血小板减少性紫癜　除皮肤紫癜外，实验室检查血小板计数明显减少，出血时间延长，血块收缩时间延长。

2．血友病　有家族遗传史，可因轻微外伤而有严重出血，凝血时间延长。

五、中医内治

治疗早期以清热凉血、活血化瘀为主，后期以补脾益肾为基本原则，结合病证，对症治疗，标本兼顾。同时尽可能寻找并避免致敏因素。

1．热毒发斑证

证候：起病急，皮疹为鲜红色较密集的瘀点或瘀斑，高出皮面；伴发热恶寒，咽痛口干，甚者鼻衄，大便秘结，小便短赤；舌质红绛，舌苔黄腻，脉洪数。本证多见于单纯型。

治法：清热凉血，化瘀消斑。

方药：犀角地黄汤合银翘散加减。常用水牛角、生地黄、牡丹皮、赤芍、金银花、连翘、牛蒡子、桔梗、薄荷、竹叶、荆芥、淡豆豉、芦根、甘草。瘙痒者，加蝉蜕等疏风散热止痒。

2. 湿热伤络证

证候：皮疹多见于下肢，为鲜红色较密集的瘀点、瘀斑或大片紫癜；伴关节红肿疼痛、肿胀，或恶心、呕吐、腹痛、便血，或血尿；舌质红，舌苔黄腻，脉滑数。本证多见于关节型、腹型及肾型。

治法：清热利湿，通络消斑。

方药：犀角地黄汤加减。常用水牛角、生地黄、牡丹皮、芍药。伴关节痛者，加虎杖、桑枝、土茯苓等清热祛湿利关节；恶心呕吐者，加黄连、半夏等降逆止呕；腹痛者，加延胡索、山楂、木香等行气散瘀止痛；血尿者，加蒲黄、大蓟、小蓟等凉血止血，散瘀利尿；尿蛋白者，加白茅根、知母、黄柏、大蓟、小蓟等清热凉血利尿。

3. 脾气亏虚证

证候：病程较长，反复发作，迁延日久，皮疹紫暗或暗淡，分布稀疏；伴面色萎黄，神疲气短，自汗乏力，纳呆便溏；舌质淡，或有齿痕，舌苔薄，脉濡细。

治法：健脾益气，养血止血。

方药：归脾汤加减。常用人参、白术、黄芪、当归、炙甘草、茯神、远志、酸枣仁、木香、龙眼肉、生姜、大枣。纳呆者，加砂仁、焦三仙、鸡内金等行气消食和胃；气虚甚者，加党参、升麻等益气升提。

4. 脾肾两虚证

证候：病程日久，反复发作，皮疹紫红；伴见面色萎黄，神疲乏力，午后潮红，颧红盗汗，五心烦热；舌质红，少苔，脉细数。或皮疹淡紫，触之欠温，遇寒加重；伴见头晕耳鸣，腰膝酸软，身寒肢冷，腹痛喜按，食少纳呆，五更泄泻；舌质淡，舌苔薄，脉沉迟。

治法：滋阴降火，温脾肾阳。

方药：大补阴丸或金匮肾气丸加减。常用熟地黄、龟甲、黄柏、知母、山药、山茱萸、茯苓、牡丹皮、泽泻、桂枝。若阳虚明显者，加制附子、细辛、吴茱萸等温补肾阳。

六、外治

1. 外搽药　若有局部皮损，可用黄连膏外涂；若瘙痒，可用炉甘石洗剂外擦。

2. 其他疗法

（1）针刺疗法：体针取穴曲池、足三里、气海、内关、天枢、筑宾、飞扬等，以强刺激手法为主。

（2）耳针：取穴肾上腺、脾、内分泌、肺、枕部，两耳交替，每日 1 次。

七、调理防护

1. 积极寻找并消除可疑致病因素。预防上呼吸道感染，如有感染病灶，应及时加以去除。避免服用可致敏的药物或食物。

2. 清淡饮食，多食蔬菜水果，忌食辛辣腥发之物。注意休息，避免剧烈活动、劳累，防止外伤。

八、临床医案

韩某，女，9 岁。住河南省三门峡市。2008 年 4 月 21 日初诊。药物过敏史：林可霉素。

主诉：小腿出紫红色斑点 1 个月。

病史：自 1 个月前双小腿出紫红色斑点，压之不褪色，在三门峡市中心医院诊断为“过敏性紫癜”。治疗有效，但反复发作。现皮损大部消退，纳可，易腹泻。舌淡红，苔薄白，脉弱。

诊断：过敏性紫癜（葡萄疫）。

辨证要素提取：小腿出紫红色斑点 1 个月，压之不褪色，反复发作，易腹泻，舌淡红，苔薄白，脉弱。

辨证分析：儿童多为后天脾胃不足，脾虚则统血功能失职，加之本例患儿内蕴血热，一虚一热，出现紫红色斑点，且压之不褪色。常腹泻，脉弱，均为脾虚之象。

辨证结论：脾气虚弱，血热失统。

治法：益气健脾，凉血统血。

方药：

黄芪 10g	山药 10g	炒白术 10g	茜草 10g
仙鹤草 10g	陈皮 6g	紫草 10g	大枣 10g
白鲜皮 10g	防风 10g	炙甘草 3g	

10 剂，水冲服。

氯雷他定糖浆 60ml×1 瓶，每次 5ml，日 1 次，口服。

2008 年 4 月 29 日二诊：皮损完全消退，舌尖稍红，苔薄白，脉弱。中药原方去白鲜皮、防风，加栀子、陈皮各 10g，11 剂，水冲服。

2008 年 5 月 12 日三诊：皮损消退未起，纳增，舌淡红，苔稍厚，脉右弱。以下方巩固疗效。

黄芪 10g	山药 10g	炒白术 10g	陈皮 10g
牡丹皮 10g	茜草 10g	白茅根 10g	栀子 10g
甘草 3g	神曲 10g		

15 剂，水冲服。

［按语］儿童脾常不足。本病的治疗通常以凉血止血为法，推测前医即是如此，因没有补气，故皮损反复发作。本例患儿常腹泻，脉弱，提示平素即是脾胃虚弱，运化失职。治疗以益气健脾，凉血统血为大法，因药证相符，半月而愈。又巩固治疗一段，皮损未复发。

（案源：《皮肤病中医诊疗思路与病例分析》[1]）

1 刘爱民. 皮肤病中医诊疗思路与病例分析 [M]. 北京：人民卫生出版社，2016：370.

第四章

婴儿面油风（脂溢性皮炎）

一、疾病概述

婴儿脂溢性皮炎是一种常见的慢性丘疹鳞屑性、浅表炎症性皮肤病。好发于0~1岁婴儿，主要是头面、躯干等皮脂溢出部位，以大小不等淡红色或黄红色斑片，上覆糠秕状鳞屑或油腻性痂屑伴有不同程度瘙痒为临床特征，本病易反复，属于难治性皮肤疾病之一。相当于中医学的“面油风”“白屑风”等疾病。《外科正宗》卷四:“白屑风多生于头、面、耳、项发中，初起微痒，久则渐生白屑，叠叠飞起，脱之又生，此皆起于热体当风，风热所化。”因白屑层层飞扬而名，又称为“面油风”。《医宗金鉴·外科心法要诀》中记载:“此证生于面上，初发面目浮肿，痒若虫行，肌肤干燥，时起白屑，抓后极痒，抓破，热湿盛者浸黄水；风燥盛者津血，痛楚难堪。”

二、病因病机

本病多由湿热内蕴，外感风邪，蕴阻肌肤，湿热上蒸所致，或因脾胃虚弱，湿热内生所致。

1. 湿热内蕴 素体湿热内蕴，恣食肥甘厚腻、辛辣刺激之品，以致脾胃运化失常，湿热内生，蕴阻肌肤，循经上炎。

2. 血虚风燥 脾胃虚弱，脾不能化湿，气血生化乏源，血虚风燥，又兼风热之邪外袭，风热燥邪蕴阻肌肤，内外合邪，肌肤受扰所致。

西医学认为本病病因病机尚不清楚，与马拉色菌定植、脂质增多、皮肤屏障功能受损、免疫反应及个体易感性相关。精神因素、维生素B族缺乏、饮食等因素均可不同程度影响本病的发生和发展。

三、临床表现

本病主要是发生于0~1岁婴幼儿，皮损常分布于皮脂腺较多的部位，一般自头部、前额部、双颊及眉间等部位开始，重者可发展至颈、腋、躯干及其他皱褶部位，如鼻颊沟、腹股沟、阴部、肛门和脐部等处，损害常为鲜红色或黄红色斑片，表面有油腻性鳞屑或结痂，境界清楚，有融合倾向，严重者可呈大片弥漫性损害，炎症明显，可有渗液、糜烂、结痂等湿疮样改变，常有不同程度的瘙痒，头皮损害可引起头发细软、稀疏脱落，面部皮损常与痤疮、酒渣鼻并发，皮肤可有擦烂伴有继发感染。

四、鉴别诊断

1．白秃疮（白癣） 多见于儿童，皮损呈灰白色鳞屑斑片，其上可见参差不齐的断发，发根处包绕白色菌鞘，真菌检查阳性。

2．白疕（银屑病） 皮损为大小不等的红色斑片，上覆银白色鳞屑，刮去鳞屑可见发亮的半透明薄膜，刮去薄膜，可见筛状出血点，发呈束状，毛发正常，无脱落。易在冬季复发。

五、中医内治

根据临床分型，参照成人辨证。

1．热重于湿证

证候：起病急，皮损潮红、局部皮温升高，伴有渗出、糜烂、结痂，痂黄厚腻，伴口苦口臭、口渴心烦，小便短赤，大便臭秽，舌红，苔黄腻或薄黄，脉弦滑或滑数。

治法：清热利湿，佐以凉血。

方药：龙胆泻肝汤加减。常用龙胆草、栀子、黄芩、生地黄、当归、柴胡、木通、车前子、泽泻、生甘草等药。热盛加蒲公英、金银花；口苦口臭加黄连、石膏；大便干燥加生大黄。

2．湿重于热证

证候：起病较缓慢，皮损轻度潮红，表面有灰白色鳞屑，瘙痒不甚，搔抓后渗出较多，伴有纳食不香、困倦乏力、食后腹胀、便溏，舌质淡，苔白腻，脉滑。

治法：健脾利湿，佐以清热。

方药：除湿胃苓汤加减。常用防风、苍术、白术、赤茯苓、陈皮、厚朴、猪苓、山栀子、木通、泽泻、滑石、甘草等药。热重加茵陈；瘙痒明显加苦参、白鲜皮。

3．血虚风燥证

证候：多见于头面部，皮损为淡红色斑片，上覆糠秕状鳞屑，皮肤干燥、脱屑、瘙痒，遇风加重。头发干枯脱落，头屑多，头皮瘙痒明显，舌质红，苔薄白干，脉弦细或细数。

治法：养血润燥，祛风清热。

方药：消风散合当归饮子加减。常用当归、生地、川芎、防风、蝉蜕、知母、苦参、胡麻、荆芥、苍术、牛蒡子、甘草、木通、白芍等药。瘙痒明显加白蒺藜、地肤子，皮肤干燥加天花粉、玄参，皮损色红加牡丹皮、赤芍。

六、外治

由于婴儿中药汤剂不便服用，临床治疗多采用外治为主。

1．冰黄肤乐软膏　适应证：头部、躯干、四肢处脂溢性皮炎。用法：外用，1 日 2 次。

2．中药塌渍　适应证：风热血燥证、脾胃湿热证。选用清热凉血止痒的药物如：苦参、黄柏、白鲜皮、地肤子、紫草、地榆、马齿苋、野菊花、金银花等煎取药液，凉后湿敷局部，1 日 1～2 次。

3．颠倒散　适应证：头部脂溢性皮炎。用法：每次先将头发用温水浸湿，然后将颠倒散 10g 搓在头发上，反复搓揉 10 分钟，使药物与头皮充分接触后，再用清水冲洗干净，每 5 天 1 次。

4．白黄苦参洗液　适应证：头部斑片色红，痂屑油腻可选用白黄苦参洗液（白鲜皮、黄柏、苦参、蛇床子、百部、野菊花、冰片）。用法：本药为成都中医药大学附属医院院内制剂，使用时兑水稀释后洗头，并以热毛巾包裹头部 20 分钟后，以清水洗去药液，2 日 1 次。

5．耳穴压豆　适应证：各型脂溢性皮炎。主穴：肺、肝、胰胆、脾；配穴：小肠、皮质下、内分泌、交感，肾上腺。对这些穴位进行按压，每日按压 2～3 次，每次 10～15 分钟。

七、调理防护

限制甜食摄入，避免一切不必要的皮肤局部刺激，局部少用肥皂，使用清水清洗患处即可。

第五章
鹅　口　疮

一、疾病概述

鹅口疮是以口腔黏膜、舌上散在或满布白屑为主要临床特征的一种口腔疾病，因其呈白屑状如鹅口故称鹅口疮，又因其屑色白如雪片，名“雪口”。除此之外也被称为如“乳蛾”“口糜”“鹅口”“鹅口疳”“鹅口白疮”等。鹅口疮首见于《诸病源候论·鹅口候》，书中说：“小儿初生口里白屑起，乃至舌上生疮，如鹅口里，世谓之鹅口。”《素问·至真要大论》也有“火气内发，上为口糜”的记载。《外科正宗·鹅口疮》对本病的病因，临床表现及治疗方法作了进一步描述。本病一年四季均可发生，常见于新生儿，以及体质虚弱、营养不良、久病久泻，或长期使用广谱抗生素或肾上腺糖皮质激素或免疫抑制剂的小儿轻症或预后良好少数重症患者，白屑蔓延鼻道、咽喉或气管，甚至波及肺，影响呼吸和吮乳，则可危及生命。西医学亦称为鹅口疮，由白念珠菌感染所致。

二、病因病机

本病的发生可由胎热内蕴，或体质虚弱，久病久泻，或调护不当口腔不洁，感受秽毒之邪所致。《外科正宗·鹅口疮》说：“鹅口疮皆心脾二经胎热上攻，致满口皆生白斑雪片，甚则咽间叠叠肿起，致难乳哺，多生啼叫。”其主要病变部位在心、脾、肾，病机关键是火热之邪循经上炎，熏灼口舌。

1．心脾积热　孕母平素喜食辛辣炙煿之品，热留脾胃，遗患胎儿致胎儿心脾积热；或出生时产道秽毒侵入儿；或喂养不当，嗜食肥甘厚味，脾胃蕴热；或出生后护理不当，口腔不洁，黏膜破损，秽毒之邪趁虚而入。因口为脾之窍，舌为心之苗，脾脉又络于舌，若心脾积热，热邪循经上行，内外合邪，灼口舌，发为鹅口疮。

2．虚火上浮　多由胎禀不足，素体阴虚；或因病后失调，久病体虚；或久泻久痢津液大伤；或患其他热性病后，灼伤阴津致肾阴亏虚，水不制火，虚火上浮，熏蒸口腔，发为鹅口疮。若邪盛正虚，病情发展蔓延，火热之邪可致上下壅塞，肺气闭塞，引起呼吸不利，吞咽困难等危重证候。

西医认为受损的黏膜治疗不及时可不断扩大蔓延到咽部、扁桃体、牙龈等，更为严重者病变可蔓延至食管、支气管，引起念珠菌性食管炎或肺念珠菌病，出现呼吸、吞咽困难，少数可并发慢性黏膜皮肤念珠菌病，可影响终身免疫功能。甚至可继发其他细菌感染，造成败血症。

三、临床表现

1．病史 多见于新生儿，或久病体虚、久泻儿，或有长期使用广谱抗生素或肾上腺糖皮质激素或免疫抑制剂史者。

2．临床表现 口腔黏膜上出现乳白色斑膜，微高起斑膜，周围无炎症反应，形似奶块。常见于颊黏膜、舌、齿龈、上腭及唇内黏膜，可蔓延至咽部。初起呈点状和小片状，逐渐融合成大片状，擦去斑膜后，可见红色创面，斑膜面积大小不等。婴幼儿常表现为拒食，吮乳时啼哭，有时伴有轻度发热。本病常累及蔓延到咽部，扁桃体，牙龈等，更为严重者病变可蔓延至食管，支气管，引起念珠菌性食管炎或肺念珠菌病，出现呼吸、吞咽困难，少数可并发慢性黏膜皮肤念珠菌病，可影响终身免疫功能，甚至可继发其他细菌感染，造成败血症。重症患儿可蔓延至咽、气管、食管。引起食管念珠菌病和肺部的念珠菌感染。可伴有低热、拒食、吞咽困难。

3．辅助检查 取白屑少许涂片，加 10% 氢氧化钠液，于显微镜下镜检，可见白念珠菌芽孢及菌丝。

四、鉴别诊断

1．白喉 由白喉杆菌引起的急性传染病。假膜多起于扁桃体，渐次蔓延于咽或鼻腔等处，其色灰白，坚韧，不易擦去，若强力剥离则易出血。多伴有发热、喉痛、进行性喉梗阻、呼吸困难、疲乏等症状，病情严重。

2．口疮 以口腔溃疡为特点，也可以先为疱疹，破溃后形成溃疡，溃疡黄白色，周围红赤，不能拭去，拭去后出血，局部灼热疼痛。残留奶块其状与鹅口疮相似，但以棉签蘸温开水轻拭，即可除去奶块，易于鉴别。

五、中医内治

本病实证宜清泻心脾积热；虚证宜滋肾养阴降火。

（一）辨证思路

本病以八纲辨证为主，重在辨虚实及轻重。

1．辨虚实　实证一般起病急，病程短，口腔白屑堆积，周围焮红，可伴发热、面赤、心烦口渴、疼痛哭闹、尿赤便秘、舌苔厚腻等症；虚证起病缓慢，病程较长，常迁延反复，口腔白屑较少，周围焮红不显，可伴消瘦、神疲虚烦、颧红等症。

2．辨轻重　轻证白屑较少，范围局限，全身症状轻微或无，饮食、睡眠正常；重证白屑堆积，甚或蔓延到鼻腔、咽喉、气道、胃肠，可伴高热、烦躁、哭闹、吐泻、气促及吮吸困难等，极重者可危及生命。

（二）分证论治

1．心脾积热

证候：口腔、舌面满布白屑，周围焮红较甚，面赤唇红，烦躁不宁，吮乳啼哭，大便秘结，小便短赤，舌红，苔白厚腻，指纹紫滞，脉滑或滑数。

证候分析：胎毒内蕴，或口腔不洁，感受秽毒，内积心脾，郁而化热，熏灼口舌，故见口腔白屑满布；心脾热盛则面赤唇红；积热上扰心神则烦躁不宁；积热下移则便秘尿赤。

辨证要点：口腔、舌面白屑多，周围焮红，面红唇赤，舌质红。

治法：清心泻脾。

处方：清热泻脾散（《医宗金鉴》）加减。

常用药：栀子、生石膏、黄连、黄芩、生地黄、赤茯苓、灯心草。大便秘结者，加大黄；舌苔厚腻者，加藿香、佩兰、滑石；口干喜饮者，加石斛、芦根、麦冬；腹胀纳呆者，加焦山楂、麦芽、槟榔。

2．虚火上浮

证候：口腔舌面白屑散在，周围焮红不重，形体怯弱，面白颧红手足心热，口干不渴，或低热盗汗等，舌质红，少苔，指纹淡紫，脉细数无力。

证候分析：先天禀赋不足，或生后喂养调护不当，或久病体质虚弱，津液耗伤，阴虚阳亢，水不制火，虚火上浮熏蒸口舌，故口舌白屑散在，焮红不甚，面白颧红，手足心热，低热盗汗，舌红少苔，脉细数均为虚火上浮之象。

辨证要点：白屑散在，周围焮红不重，舌质红，少苔。

治法：滋阴降火。

处方：知柏地黄丸（《医宗金鉴》）加减。

常用药：熟地黄、山茱萸、山药、茯苓、泽泻、牡丹皮、知母、黄柏。口干欲饮者，加石斛、玉竹；低热者，加地骨皮、白薇；食欲不振者，加乌梅、木瓜、生麦芽；大便秘结者，加火麻仁；久病反复，虚火上炎者，少佐肉桂。

六、其他疗法

（一）中成药

1. 导赤丸 适用于心脾积热证。

2. 知柏地黄丸 适用于虚火上浮证。

（二）外治

1. 涂敷 冰硼散、珠黄散、青黛散涂敷患处。用于心脾积热证。

2. 喷敷 西瓜霜喷剂、开喉剑气雾剂，每次适量，喷敷患处。用于心脾积热证。

3. 穴位贴敷 取吴茱萸10g，研为细末，以陈醋适量调成糊状，敷于两足涌泉穴。用于虚火上浮证。

（三）西医治疗

1. 用弱碱性溶液，如2%～5%碳酸氢钠溶液清洗口腔。

2. 制霉菌素混悬液（每毫升含10万～20万单位）涂拭患处，1日3次。

（四）按摩治疗

1. 清天河水300次，退六腑300次。

2. 清肝经300次，清心经300次，揉小天心50次。

3. 患儿俯卧，家长以手掌蘸少许麻油，沿脊柱两侧以小鱼际着力上下推擦背、腰部，以热为度。

4. 清胃经50次，揉板门50次，然后，从横纹推向板门20次。

5. 按揉大椎穴1分钟。

七、调理防护

1. 保持病室阳光充足，空气流通，温湿度适宜；加强孕期卫生保健，及时治疗阴道霉菌病。

2. 注意口腔清洁，喂奶后给予少量温开水；认真执行消毒隔离制度，哺乳婴儿的喂奶瓶、奶嘴要消毒，母乳乳头应保持清洁，乳母饮食清淡，忌辛辣、酒类刺激性食品。

3．避免过烫、过硬或刺激性食物及不必要的口腔擦拭，防止损伤口腔黏膜。

4．注意婴儿营养，提倡母乳喂养，及时添加辅食，适当补充维生素 B_2 和维生素 C。

5．积极治疗原发病，避免长期使用广谱抗生素或肾上腺皮质激素。

6．保持大便通畅，大便干结者，适当食用水果。

7．注意观察口腔黏膜白屑变化，如发现患儿吞咽或呼吸困难，应立即处理。

第六章

黄水疮（脓疱疮）

一、疾病概述

黄水疮是一种发于皮肤、有传染性的化脓性皮肤病。其皮损主要表现为浅在性脓疱和脓痂，有接触传染和自体接种的特性，在托儿所、幼儿园或家庭中传播流行。古代文献中本病又称“滴脓疮”“天疱疮”。如《洞天奥旨》记载：“黄水疮又名滴脓疮，言其脓水流到之处，即便生疮，故名之也。”又如《医宗金鉴·外科心法要诀》记载：“黄水疮，初如粟米，痒而兼痛，破流黄水，浸淫成片，随处可生。”本病相当于西医学的脓疱疮。

二、病因病机

夏秋季节气候炎热，湿热交蒸，暑湿热邪袭于肌表，以致气机不畅，疏泄障碍，熏蒸皮肤而成。若小儿机体虚弱，肌肤娇嫩，腠理不固，汗多湿重，暑邪湿毒侵袭，更易发病，且可相互传染。反复发作者邪毒久羁，可造成脾气虚弱。

西医学认为，本病主要由凝固酶阳性的金黄色葡萄球菌感染所致，其次为溶血性链球菌引起，亦可出现两者混合感染。

三、临床特点

1. 临床表现 本病多发于夏秋季节，儿童尤为多见，有传染性。好发于头面、四肢等暴露部位，也可蔓延全身。皮损初起为红斑，或为水疱，约黄豆、豌豆大小，经 1～2 天后，水疱变为脓疱，界限分明，四周有轻度红晕，疱壁极薄，内含透明液体，逐渐变混浊。脓疱较大者疱壁由紧张渐变松弛，由于体位关系，疱内脓液沉积为脓清及脓渣两层，形成半月状坠积性脓疱。疱壁破裂后显出湿润而潮红的糜烂疮面，流出黄水，干燥后结成脓痂，痂皮逐渐脱落而愈，愈后不留瘢痕。脓液流溢之处又常引起新的脓疱发生。皮损处自觉瘙痒，破后形成糜烂时疼痛，常可引起附近臖核肿痛。一般无全身症状，或轻度不适；重者可有发热、口渴等全身症状。病程长短不一，少数可延至数月，入冬后病情减轻或痊愈。重者易并发严重疾病，如败血症、肺炎、急性肾炎等，甚至危及生命。

2．辅助检查 血常规、C 反应蛋白、脓液培养等检查有助于明确诊断。

四、鉴别诊断

1．水痘 多在冬、春季流行，全身症状明显，皮疹以大小不等发亮的水疱为主，疱大者可见脐窝，可并见红斑、疱疹、结痂等各种不同皮损。

2．脓窝疮 常因虱病、疥疮、湿疹、虫咬性皮炎等继发感染而成；脓疱壁较厚，破后疱陷成窝，结成厚痂。

五、中医内治

本病治疗以清暑利湿为主要治法。实证以祛邪为主，虚证以健脾为主。

1．暑湿热蕴证

证候：皮疹多而脓疱密集，色黄，四周有红晕，破后糜烂面鲜红，伴附近臖核肿大；或有发热，多有口干、便干、小便黄等；舌红，苔黄腻，脉濡数或滑数。

证候分析：夏令暑湿热邪熏蒸，蕴结于肌肤，故见脓疱密集，色黄，周围绕以红晕，糜烂面鲜红；暑为阳邪，伤津耗液，则口干，便干，小便黄；舌红、苔黄腻、脉濡滑数为暑湿热蕴之象。

治法：清暑利湿解毒。

方药：清暑汤加减。常用金银花、连翘、淡竹叶、黄芩、马齿苋、藿香、六一散等。若壮热者，加黄连、栀子；面目浮肿者，加桑白皮、猪苓、金钱草。

2．脾虚湿滞证

证候：皮疹少而脓疱稀疏，色淡黄或淡白，四周红晕不显，破后糜烂面淡红；多伴食少，面白无华，大便溏薄；舌淡，苔薄微腻，脉濡细。

证候分析：脾虚失运，湿热内生，熏蒸肌肤，故见脓疱稀疏，色淡白或淡黄，糜烂面淡红；脾虚失运，则食纳少，大便溏薄；舌淡，苔薄微腻，脉濡细，为脾虚湿蕴之象。

治法：健脾渗湿。

方药：参苓白术散加减。常用白术、砂仁、苍术、茯苓、泽泻、鸡内金、金银花、连翘、黄芩、葛根、冬瓜仁、藿香、六一散等。

六、外治

外治疗法局部治疗原则为解毒、收敛、燥湿。

1．中药外洗

（1）脓液多者选用马齿苋、蒲公英、野菊花、千里光等适量煎水湿敷或外洗。

（2）脓液少者用三黄洗剂加入5%九一丹混合摇匀外搽，每天3～4次。青黛散或煅蚕豆荚灰外扑，或用麻油调搽，每天2～3次；颠倒散洗剂外搽，每天4～5次。

（3）局部糜烂者用青黛散油外涂。

（4）痂皮多者选用5%硫黄软膏或红油膏掺九一丹外敷。

2．其他疗法 早期系统地使用抗生素以控制感染病灶，清除或减少细菌产生的外毒素。抗生素一般选用敏感的耐青霉素酶的半合成新型青霉素或广谱半合成青霉素，对青霉素过敏者可选用大环内酯类抗生素。

七、调理防护

1．病变处禁止水洗，如清洗脓痂，可用10%黄柏溶液揩洗。

2．炎夏季节每天洗澡1～2次，浴后扑痱子粉，保持皮肤清洁干燥。

3．病变部位应避免搔抓，以免病情加重及传播。

4．幼儿园、托儿所在夏季应对儿童做定期检查，发现患儿应立即隔离治疗，患儿接触过的衣服物品要进行消毒处理。

第七章

麻　　疹

一、疾病概述

麻疹是感受麻疹时邪（麻疹病毒）引起的急性出疹性时行疾病，临床以发热、咳嗽、鼻塞流涕、泪水汪汪、口腔两颊黏膜斑为主要临床表现。本病以麻疹黏膜斑、周身皮肤按序布发红色斑丘疹、疹退时皮肤有糠麸样脱屑和棕色色素沉着斑为特征。因其疹点状若麻粒，故称“麻疹”，也称“麻子”“痧子”“疹子”。本病一年四季均可发病，好发于冬春季节；任何年龄均可发病，以6月～5岁小儿多见。其传染性较强，常可引起流行。患病后若能及时治疗，合理调护，疹点按期有序布发，为顺证，预后良好。若邪毒炽盛，患儿年幼体弱，调治失当，邪毒内陷，可产生逆证，甚至危及生命，因此被列为古代儿科四大要证“麻、痘、惊、疳”之一，患病后一般可获得持久免疫。

西医学亦称“麻疹”，病原是麻疹病毒。20世纪70年代中期，通过采取麻疹减毒活疫苗的基础免疫、加强免疫接种等有效措施，麻疹的发病率显著下降。但发病年龄尤以6个月以下和成人多见的趋势，且临床非典型麻疹病例也有增多的趋势，表现为症状较轻，病程较短，重证、逆证少见。

宋代钱乙在《小儿药证直诀》中称麻疹为疮疹，指出了麻疹的症状、治法和具有传染性的特点。董汲在《小儿斑疹备急方论》、庞安时在《伤寒总病论》记载了麻疹和天花的区别。元代医家朱丹溪、滑伯仁等明确了麻疹的病名，对麻疹的病机、证治、预后方面有了详细的描述。明代龚信、吕坤、万全等对麻疹的命名、证候鉴别、分类、护理、预防等有较全面的论述；王肯堂《证治准绳·幼科》将麻疹分为三期，即“初热期”“见形期”“收没期”。李时珍《本草纲目》中有“新生儿脐带煅制后，以乳汁调服”的方法，是为应用脐带、胎盘等人工免疫方法预防麻疹的最早记载。清代谢玉琼《麻科活人全书》更提出了麻疹在出疹时必有发热的重要论点，并记述了麻疹的主要合并症——肺炎喘嗽，使中医学对麻疹的论述臻于完善。

二、病因病机

麻疹的病因为感受麻疹时邪，病机为邪犯肺脾，肺脾热炽，外发肌肤。按其病程，有顺证逆证的病机变化。正能胜邪，邪毒透发，表现为邪犯肺卫、肺脾热炽、肺胃阴伤等顺证；若正不胜邪，麻毒内陷，则可出现邪毒闭肺、邪毒攻喉、邪陷心肝、内闭外脱等逆证。

病变部位主要在肺脾，可累及心肝。麻疹时邪从口鼻吸入，侵犯肺脾为麻疹顺证。早期邪犯肺卫，宣发失司，可见发热、咳嗽、喷嚏、流涕等肺卫表证，类似伤风感冒，此为初热期；脾主肌肉和四末，麻毒时邪由表入里，郁于肺脾，肺脾热炽，可见高热口渴等症，正气与毒邪抗争，驱邪外出，皮疹透发于全身，达于四末，疹点出齐，此为见形期；疹透之后，毒随疹泄，麻疹逐渐收没，热去津伤，可见低热舌红少津等症，为收没期。麻疹以外透为顺，传为逆。若正虚不能托邪外出，或因邪盛化火内陷，均可导致麻疹透发不顺，形成逆证。如麻毒内归，或他邪乘机袭肺，灼津炼液为痰，痰热壅盛，肺气闭郁，则形成邪毒闭肺证；麻毒循经上攻咽喉，疫毒壅阻咽喉不利，而致邪毒攻喉证；若麻毒炽盛，内陷厥阴，蒙蔽心包则可形成邪陷心肝证；少数患儿血分毒热炽盛，皮肤出现紫红色斑丘疹融合成片；若患儿正气不足，麻毒内陷，正不胜邪，阳气外脱，可出现内闭外脱之险证。

患儿从接触麻疹后 7 天至出疹后 5 天均有传染性，病毒存在于眼结膜、鼻、口、咽和气管等分泌物中，通过喷嚏、咳嗽和说话等飞沫传播。当易感者吸入麻疹患者鼻咽部分泌物或含有病毒的飞沫后，麻疹病毒在局部黏膜短期繁殖，同时有少量病毒侵入血液；此后病毒在远处器官的单核巨噬细胞系统中复制活跃，大约在感染后第 5～7 天，大量进入血液，此即为临床前驱期。在此时期，患儿全身组织如呼吸道上皮细胞和淋巴组织内均可找到病毒，并出现在鼻咽分泌物、尿及血液等分泌物和体液中，此时传染性最强。皮疹出现后，病毒复制即减少，到感染后第 16 天，仅尿内病毒尚能持续数日。出疹后第 2 天，血清内抗体几乎 100% 阳性，临床症状也开始明显改善。由于此时全身及局部免疫反应尚受抑制中，故部分病人常继发鼻窦炎、中耳炎和支气管肺炎。10% 的患儿脑脊液中淋巴细胞明显增多，50% 在病情高峰时有脑电图改变，但仅 0.1% 有脑炎的症状和体征，其出现常在急性起病数天后，此时血清中抗体已增高。

三、临床表现

典型麻疹临床分三期。初热期为 2 ~ 4 天，表现为发热，咳嗽，喷嚏，鼻塞流涕，泪水汪汪，畏光羞明，口腔内两颊黏膜近臼齿处可见多个 0.5 ~ 1mm 大小白色斑点，周围有红晕，为麻疹黏膜斑，同时可伴有腹泻、呕吐等症。见形期约 3 ~ 5 天，表现为热盛出疹，皮疹按序透发，一般多起于耳后发际，沿头面颈项、躯干四肢、手足心、鼻准部透发，3 ~ 4 天出齐；皮疹初为淡红色斑丘疹，后转为暗红色，疹间皮肤颜色正常。邪毒深重者，皮疹稠密，融合成片，疹色紫暗；邪毒内陷者，可见皮疹骤没，或疹稀色淡。收没期为 3 ~ 5 天，皮疹透齐后身热渐平，皮疹渐退，皮肤留下糠麸样脱屑和棕色色素沉着斑，病情严重者可在病程中合并邪毒闭肺、邪毒攻喉、邪陷心肝等逆证。

辅助检查：①血常规：麻疹早期白细胞总数正常或减少。②血清抗体检测：早期检测 IgM 抗体即为阳性，恢复期 IgG 抗体滴定度大于 4 倍增长有诊断价值。③细胞学检查和病毒抗原检测：从鼻咽部吸取物、鼻咽拭子等涂片检查可见多核巨细胞和麻疹病毒抗原。

四、鉴别诊断

1．幼儿急疹（奶麻） 突然高热，持续 3 ~ 5 天，身热始退或热退稍后即出现玫瑰红色皮疹，以躯干腰部、臀部为主，面部及肘、膝关节等处较少。全身症状轻微，皮疹出现 1 ~ 2 天后即消退，疹退后无脱屑及色素沉着斑。

2．风疹（风痧） 发热 1 天左右，皮肤出现淡红色斑丘疹，可伴耳后枕部淋巴结肿大。皮疹初见于头面部，迅速向下蔓延，1 天内布满躯干和四肢。出疹 2 ~ 3 天后，发热渐退，皮疹逐渐隐没，皮疹消退后，可有皮肤脱屑，但无色素沉着。无畏光、泪水汪汪和麻疹黏膜斑。

3．猩红热（丹痧） 起病急骤，发热数小时至 1 天皮肤猩红，伴细红色丘疹，自颈、胸、腋下、腹股沟处开始，2 ~ 3 天遍布全身，疹退有脱屑而无色素沉着。在出疹时可伴见口周苍白圈、皮肤线状疹、草莓舌等典型症状。

五、中医内治

根据麻疹时邪“麻不厌透，麻喜清凉”的特性，麻疹顺证以透、清、养为治疗原则。初热期宣肺透疹为主；见形期治以清热解毒，佐以透疹；收没期治以甘寒养阴清热为主。临证尚需注意，透疹不可过用辛温以避温燥伤津；清凉不可过用苦寒以防伤阳而透邪无力；养阴不可过用滋腻，以免滞邪碍脾。

麻疹逆证的治疗以透疹、解毒、扶正为基本原则，分别采用宣肺开闭、利咽消肿、开窍息风等法。出现心阳虚衰险证时，当回阳救逆、扶正固脱为先。对于麻疹逆证的重症患儿，应配合西医治疗。

（一）顺证

1．邪犯肺卫证（初热期）

证候：发热，2～3 日后在口腔两颊近臼齿黏膜处可见麻疹黏膜斑，为 0.5～1mm 的白色小点，周围红晕，1～2 日可累及整个颊黏膜。伴恶风，头身痛，鼻塞流涕，咳嗽，双目畏光、红赤，泪水汪汪，咽红肿痛，精神不振，纳食减少，舌边尖红，苔薄黄，脉浮数，指纹淡紫。

证候分析：麻毒时邪由口鼻侵入，肺卫失宣，故见发热，咳嗽，鼻塞流涕；麻毒上熏苗窍，则见目赤畏光，泪水汪汪，麻疹黏膜斑。麻疹黏膜斑是麻疹早期诊断的依据。如接种过麻疹减毒活疫苗而发病者，其症状多较轻而不典型，病程亦较短。

治法：辛凉解表，宣肺透疹。

处方：银翘散加减。

常用药：金银花、连翘、前胡、防风、荆芥、薄荷、桔梗、升麻、葛根、浮萍、甘草。恶寒无汗，鼻流清涕者，加麻黄、苏叶；发热烦躁，咽红口干者，加蝉蜕；咳嗽痰多者加浙贝母；麻疹欲透未出者，可加浮萍煎水外洗。

2．邪炽肺脾证（见形期）

证候：发热，3～4 日后于耳后发际、颈项、头面、胸腹、四肢顺序出现红色斑丘疹，稠密、紫红，伴壮热、烦躁、咽红肿痛，咳嗽加重，目赤眵多，纳差，口渴欲饮，大便秘结，小便短赤，舌质红绛，苔黄腻，脉洪数，指纹紫。

证候分析：麻毒热邪在肺卫不解，热毒炽盛，邪蕴肺脾，正邪交争，毒泄肌肤，故见高热不退，烦躁口渴，皮疹透发，始见于耳后、发际，继而头面、颈部、胸腹、四肢，最后手心、足底、鼻准部见疹即为麻疹透齐。肺热清肃失职，则咳嗽加剧。尿赤便秘，舌红苔黄，脉洪数，指纹紫滞，均为热毒炽盛之象。同时须注意观察各种逆证征象，早期发现，防止邪毒内陷。

治法：清热解毒，透疹达邪。

处方：清解透表汤加减。

常用药：金银花、连翘、桑叶、菊花、牛蒡子、升麻、紫草、西河柳、葛根、蝉蜕。壮热不退、烦躁不安者，加石膏、知母；皮疹稠密，疹点红赤，紫暗成片者，加牡丹皮、赤芍、丹参；咳嗽气粗，喉间痰鸣者，加桑白皮、杏仁、浙贝母；壮热不退，四肢抽搐者，加羚羊角、钩藤；身热不起，皮疹未透，或疹稀色淡者，加黄芪、太子参。

3．肺胃阴伤证（收没期）

证候：出疹后3～4日皮疹按出疹顺序开始消退，皮肤有糠麸样脱屑和色素沉着，发热减退，神倦，纳食增加，咳嗽减轻，或声音嘶哑，大便干结，舌红少津，苔薄，脉细数，指纹淡紫。

证候分析：临床见麻疹顺证后期及非典型麻疹病例。正能抗邪，毒随疹泄，肺胃阴伤，故见皮疹依次渐回，发热已退，胃纳转佳，舌红少津，脉细数等邪退正复阴虚证候。

治法：养阴益气，清解余邪。

处方：沙参麦冬汤加减。

常用药：南沙参、麦冬、天花粉、玉竹、桑叶、扁豆、甘草。潮热盗汗，手足心热者，加地骨皮、银柴胡；神倦自汗，纳谷不香者，加炒谷芽、炒麦芽、鸡内金；大便干结者，加瓜蒌仁、火麻仁。

（二）逆证

1．邪毒闭肺证

证候：壮热持续，烦躁，精神萎靡，咳嗽气喘、憋闷，鼻翼扇动，呼吸困难，喉间痰鸣，口唇发绀，面色青灰，不思进食，皮疹融合、稠密、紫暗或见瘀斑，出乍没，大便秘结，小便短赤，舌质红绛，苔黄腻，脉滑数，指纹紫滞。

证候分析：此属麻疹过程中逆变之重证，为合并肺炎喘嗽。邪毒闭肺，灼津炼液为痰，痰热阻肺，肺气郁闭，则壮热持续，咳喘，痰鸣，鼻翼扇动；肺气郁闭，气滞血瘀，心血不畅，则见口唇紫绀；邪毒内攻，则见疹出不畅：邪毒炽盛，则见疹稠紫暗或见瘀斑。病情进一步加重，易见心阳暴脱之危候。

治法：清热解毒，宣肺开闭。

处方：麻黄杏仁甘草石膏汤加减。

常用药：麻黄、石膏、杏仁、甘草、黄芩、前胡、桔梗、芦根。频咳痰多者，加浙贝母、天竺黄、鲜竹沥；咳嗽喘促者，加葶苈子、紫苏子；皮疹稠密，疹色紫暗，口唇发绀者，加丹参、紫草。

2．邪毒攻喉证

证候：高热不退，咽喉肿痛或溃烂，吞咽不利，饮水呛咳，声音嘶哑，咳声重浊，声如犬吠，喉间痰鸣，咳嗽气促，喘憋，呼吸困难，胸高胁陷，面唇发绀，烦躁不安，皮疹融合、稠密、紫暗或见瘀斑，舌质红，苔黄腻，脉滑数，指纹紫。

证候分析：本证为逆证中之危重症。热毒炽盛则身热不退，疹点稠密紫暗；热毒循经上攻咽喉则咽喉肿痛；热盛灼津为痰，痹阻气道，则见咳如犬吠，喉间痰鸣，甚则吸气困难；气滞血瘀，则面唇发绀。须防喉头梗阻、肺气闭塞之危证。

治法：清热解毒，利咽消肿。

处方：清咽下痰汤加减。

常用药：玄参、射干、甘草、桔梗、牛蒡子、全瓜蒌、浙贝母、荆芥。大便干结者可加大黄、玄明粉泻火解毒；若出现吸气困难，面色发绀等喉梗阻征象时，应采取中西医结合治疗措施，必要时需做气管切开。

3．邪陷心肝证

证候：高热不退，烦躁不安，神昏谵妄，四肢抽搐，喉间痰鸣，皮疹融合、稠密、紫暗或见瘀斑，大便秘结，小便短赤，舌紫绛，苔黄燥起刺，脉弦数，指纹紫达命关。

证候分析：本证为麻疹逆证中危重症之一，麻毒炽盛，内陷厥阴，故在麻疹疾病中出现高热不退、四肢抽搐、舌质红绛、脉象弦数等肝风内动及神识昏迷、烦躁谵妄等热闭心神证候；邪毒炽盛，入营动血，故见皮疹稠密，聚集成片，疹色紫暗。

治法：平肝息风，清心开窍。

处方：羚角钩藤汤加减。

常用药：羚羊角、钩藤、桑叶、菊花、茯神、贝母、生地黄、白芍、甘草。痰涎壅盛者，加石菖蒲、胆南星、郁金、鲜竹沥；腹胀便秘者，加大黄、玄明粉。如心阳虚衰，皮疹骤没，面色青灰，汗出肢厥，脉细弱而数，则用参附龙牡救逆汤加味，固脱救逆。

六、其他疗法

1．中成药　双黄连口服液用于邪犯肺卫证；儿童回春颗粒用于麻疹出疹期邪炽肺脾证；玄麦甘桔颗粒用于麻疹收没期肺胃阴伤证；小儿羚羊散用于邪毒闭肺证、邪陷心肝证；安宫牛黄丸用于邪陷心肝证；银翘解毒丸用于麻疹前期或者出疹之初；藿香正气液用于疹前期或者出疹期感寒兼见泄泻者；六神丸用于疹出期或疹没期见麻毒攻喉，咽喉肿痛者。

2．药物外治

（1）葛根、牛蒡子各6g、薄荷、蝉蜕各3g，荆芥、桔梗各2g，前胡3g，上药煎液2～3次，将药液装瓶，每次取30～50ml，作保留灌肠15分钟，每日1～2次，适用于麻疹初期及疹出未齐者，有助于皮疹的透发。

（2）紫苏叶、浮萍各30g，西河柳15g。加水煎沸，用药液熏洗全身，每次15～20分钟，每日2～3次，适用于疹前期及出疹期。

（3）牵牛子、明矾研末，加少许面粉，用醋调成糊状敷双侧涌泉穴，每日1次，5～7天为1个疗程，适用于麻疹并发肺炎者。

（4）麻黄、浮萍、芫荽、西河柳，各15～30g（可任选1～2味），加黄酒60g。加水适量，煎沸使药气熏蒸室内、再用毛巾浸湿中药液，敷擦头面、胸背、四肢，用于疹前期及疹出未齐者。或单用芫荽泡水熏洗，也可起到很好的效果。

（5）鲜苎麻根90～150g煎水，趁温轻擦患儿全身，洗后擦干皮肤，盖被保温，让患儿微出汗，有助皮疹透发。用于疹前期及疹出未齐者。

（6）苔藓、嫩柳枝各250g，星星草120g，蝉蜕200个，上药加水6 000ml，煎煮15分钟，放至温度适宜时，沐浴全身，令微汗出，注意避风，每日1次，2～3次为1个疗程，适用于小儿麻疹重症皮疹稠密暗红，疹出未齐者。

七、调理防护

1．按计划接种麻疹减毒活疫苗，若在流行期间有麻疹接触史者，可及时注射丙种球蛋白以预防麻疹的发病。

2．麻疹流行期间，勿带小儿去公共场所和流行区域，减少感染机会。

3．尽早发现麻疹患儿，隔离至出疹后5天，并肺炎者延长隔离至出疹后10天。

4. 保持卧室空气流通，温度、湿度适宜，避免直接吹风受寒和过强阳光刺激。

5. 注意补足水分，饮食应清淡、易消化，出疹期间忌油腻辛辣之品。

6. 保持眼睛、鼻腔、口腔、皮肤的清洁卫生。对于重症患儿要密切观察病情变化，早期发现合并症。

八、临床医案

患者，女，7岁，1959年1月19日初诊。

主诉：全身见米粒大小红疹3天。

现病史：3天前患者无明显诱因出现红色丘疹，疹形不透，高热烦躁，呛咳憋气，咽喉疼痛，二便不通，腹内不适但不硬满，脉滑数，舌质暗红而干，苔黄腻。

西医诊断：麻疹。

中医诊断：麻疹——麻毒内陷，肺气郁闭。

治法：清热解毒，宣肺开闭。

用药：

芦根 15g	金银花 10g	连翘 10g	牛蒡子 5g
天花粉 10g	桑白皮 6g	生甘草 3g	黄芩 3g
生石膏 12g	竹叶 6g	通草 3g	

二诊：疹形已透，热略降，仍烦寐不安，舌脉同前，余热尚甚，热郁伤津，故拟养阴生津，兼清余热之方。

三诊：诸症好转，守方加蜂蜜继续服用。

末诊：大便已通，体温正常，唯饮食不佳，尚有微烦，脉沉滑微数，舌苔转秽腻中心黄，此属余毒未尽，内伏湿热互结，壅遏肺胃，改用调和肺胃，清泄湿热。

用药：

冬瓜仁 12g	杏仁 6g	薏苡仁 12g	芦根 15g
滑石 10g	天花粉 6g	桑白皮 6g	黄芩 3g
茵陈 6g	麦芽 6g	通草 3g	

连服2剂，诸症消失，口和知味，二便畅通，脉象缓和，恢复正常。

［按语］本例麻疹因初起使用寒凉药过早，失于宣透，疹毒不得外达，以致内陷，肺气郁闭而见高热、呛咳、憋气喉痛等症，采用金银花、连翘、牛蒡子等清宣透毒为主，佐以黄芩、桑白皮、天花粉、生石膏等清泻肺热之品。服后疹透热减，里热未行，继用养阴清热、生津润便和养阴清燥等法，使内陷疹毒逐渐清解。但内伏湿热互结，故转而用黄芩、滑石、杏仁、薏苡仁、冬瓜仁等以清湿利湿，湿热除则肺胃自愈。

（案源：蒲辅周运用黄芩治疗温病经验举隅[1]）

1　董历华，王璞，王嘉伦，等. 蒲辅周运用黄芩治疗温病经验举隅[J]. 世界中医药，2013，8（10）：1210-1212.

第八章
疥疮

一、疾病概述

疥疮是由疥虫（疥螨）寄生在人体皮肤所引起的一种接触传染性皮肤病。其临床特点是夜间剧痒，在皮损处有灰白色、浅黑色或普通皮色的隧道，可找到疥虫。中医文献中又称“虫疥”“癞疥”“干疤疥”；若继发感染，称为“脓窝疥”。《诸病源候论·小儿杂病诸候·疥候》曰：“疥疮，多生手足指间，染渐生至于身体，痒有脓汁……其疮里有细虫，甚难见。小儿多因乳养之人病疥，而染着小儿也。”

本病西医亦称疥疮。

二、病因病机

疥疮是由人型疥螨通过密切接触传染所致。其传染性很强，在家庭或集体宿舍中可相互传播，可因使用患者用过而未经消毒的衣服、被席、用具等传染而得。本病发生后，患者常伴有湿热之邪郁于肌肤的症状。

西医学认为本病多因与疥疮患者密切接触而直接传染疥虫，但也可通过接触患者使用过的日常生活用品（主要为未消毒的衣物、床被）而间接传染发病。

三、临床表现

1. 临床表现 本病传染性极强，冬春季多见。易在集体生活的人群中和家庭内流行。皮损好发于皮肤薄嫩和皱褶处，如手指侧、指缝、腕肘关节屈侧，腋窝前侧，女性乳房下、少腹、外阴、腹沟、大腿内侧等处。头面部和头皮、掌跖一般不易累及，但婴幼儿例外。皮疹主要为红色小丘疹、丘疱疹、小水疱、隧道、结节和结痂。水疱常见于指缝；结节常见于阴囊、少腹等处；隧道为疥疮的特异性皮疹，长约 0.5mm，弯曲，微隆起，呈淡灰色或皮色，在隧道末端有 1 个针头大的灰白色或微红的小点，为疥虫隐藏处。如不及时治疗，迁延日久则全身遍布抓痕、结痂、黑色斑点，甚至脓疱。病久者男性皮损主要在阴茎、阴囊有结节；女性皮损主要在小腹、会阴部。患者常有奇痒，遇热或夜间尤甚，常影响睡眠。

2．辅助检查　刮取皮损部位，阳性标本可找到疥螨或椭圆形、淡黄色的薄壳虫卵。

四、鉴别诊断

1．寻常痒疹　多数自幼童开始发病，好发于四肢伸侧，丘疹较大；常并发腹股沟淋巴结肿大。

2．皮肤瘙痒症　好发于四肢，重者可延及全身，皮损主要为抓痕、血痂和脱屑，无疥疮特有的丘疹、水疱和隧道。

3．丘疹性荨麻疹　多见于儿童，好发于躯干与四肢，皮疹主要表现为红斑与风团，皮疹似梭形，顶部有小丘疹或小水疱。

4．虱病　主要表现为躯干或会阴部位皮肤瘙痒及血痂，指缝无皮疹，在衣缝处或毛发部位常可找到虱子或虫卵。

五、中医内治

本病以杀虫止痒为主要治法。必须隔离治疗，以外治为主。一般不需内服药，若抓破染毒则须内外合治。

湿热蕴结证

证候：皮损以水疱为多，丘疱疹泛发，壁薄液多，破流脂水，浸淫糜烂，或脓疱多，或起红丝走窜，臖核肿痛；舌红，苔黄腻，脉滑数。

治法：清热化湿，解毒杀虫。

方药：黄连解毒汤合三妙丸加减。常用金银花、连翘、蒲公英、野菊花、黄芩、黄柏、苍术、薏苡仁、白鲜皮、地肤子、百部、苦参等。

六、外治

疥疮以外治杀虫为主。硫黄治疗疥疮，古今皆为常用特效药物。临床多与水银、雄黄等杀虫药配用，以油调敷，或与大枫子、蓖麻仁等有油脂之果仁捣膏用之。目前临床常用浓度 5%~20% 的硫黄软膏，小儿用 5%~10%，成人用 10%~15%。若患病时间长，可用 20% 的浓度，但浓度不宜过高，否则易产生皮炎。

具体的涂药方法：先以花椒 9g、地肤子 30g 煎汤外洗，或用温水肥皂洗涤全身后再搽药。一般先搽好发部位，再涂全身。每天早、晚各涂 1 次，连续 3 天，第 4 天洗澡，换洗席被，此为 1 个疗程。一般治 1 ~ 2 个疗程，停药后观察 1 周左右，如无新皮损出现，即为痊愈。因为疥虫卵在产生后 1 周左右才能发育为成虫，故治疗后观察以 1 周为妥。

其他疗法：目前临床常用优力肤乳剂、疥灵霜等外搽，每日 1 次。

七、调理防护

1. 加强卫生宣传及监督管理，对公共浴室、旅馆、车船上的衣被应定期严格消毒。

2. 注意个人卫生，勤洗澡，勤换衣服，被褥常洗晒。

3. 接触疥疮患者后用肥皂水洗手。患者所用衣服、被褥、毛巾等均须煮沸消毒，或在阳光下充分暴晒，以便杀灭疥虫及虫卵。

4. 彻底消灭传染源，注意消毒隔离。家庭和集体宿舍患者应分居，并积极治疗，以杜绝传染源。

5. 发病期间忌食辛燥鱼腥发物。

第九章
痱 汗 疹

一、疾病概述

痱汗疹是由于环境中气温高、湿度大，汗出过多，不易蒸发而引发的一种表浅性、炎症性皮肤病。该病夏季高发，以丘疹、丘疱疹或水疱为主要表现，不痛不痒，或有瘙痒、轻度烧灼或刺痛感。治疗以外用药为主，天气转凉以后皮损可自愈。

二、病因病机

痱汗疹病因病机不离湿和热。《外科大成·痱》："痱者先如水泡作痒，次变脓泡作疼。经云，汗出见风，乃生痤痱。由肺热脾湿所致，宜凉血消风散。"炎夏季节，暑热湿邪当令，若调摄不慎，外邪袭表，腠理闭塞，玄府不通，汗出不畅；或因高温作业，周围环境湿气较大，湿热交蒸，汗出不畅；或由高热汗出，淋受水湿，毛孔闭郁，皆可形成痱汗疹。

三、临床表现

常见于夏天炎热之时。自觉瘙痒刺痛。气温降低，凉爽之时，皮损自然消退。

根据汗管破裂和汗液溢出的部位不同，可分为三种类型：

1．白痱　或称晶形粟粒疹，汗管破裂和汗液溢出的部位比较表浅，在角质层内。损害为多数针头大的浅表小水疱，疱壁甚薄，微亮，内容清，周围无红晕。容易破裂干燥后遗留菲薄鳞屑，无自觉症状，好发于躯干部。本型多见于高热、汗出不畅的患者。

2．红疹　亦称红色粟粒疹，汗管破裂和汗液溢出在表皮内。损害为密集的针头大小的丘疹或丘疱疹，周围绕以狭窄的轻度红晕，严重时皮损有融合倾向。皮疹往往成批发生，气温转低数日内皮疹即可消退，退后局部有灰白色糠状鳞屑。自觉瘙痒、刺痛和灼热感。好发于额、颈、胸、背、肘窝、腘窝、妇女乳房下及婴幼儿头面部及臀部等处。

3．深在性痱子 汗管破裂和汗液溢出部位较深，在表皮与真皮交界处。损害为密集的正常皮色的丘疹，出汗时皮疹增大，不出汗时皮疹不明显。一般无自觉症状。除面和掌跖外，全身皮肤出汗减少或不出汗，好发于躯干。

四、鉴别诊断

1．夏季皮炎 夏季皮炎发生在持续高温、湿热的夏季，成年人多发，女性多见，好发于躯干和四肢屈侧，以双侧胫前多见。皮疹表现为红斑、丘疹、丘疱疹，瘙痒症状明显，反复搔抓后出现抓痕、血痂、皮肤肥厚和色素沉着等改变，无糜烂、渗出，天气转凉后皮损可迅速消退。

2．急性湿疹 湿疹病因不明，一年四季均可以发病，湿疹好发于四肢，也可以泛发全身，婴儿湿疹好发于面部。急性湿疹皮疹表现多样，常表现为红斑基础上的针头至粟粒大小的丘疹、丘疱疹，常融合成片，可有渗出，瘙痒症状明显。

3．水痘 常由水痘－带状疱疹病毒引起，患者可以表现为斑疹、丘疹、疱疹及结痂，该病传染性极强，儿童较为多见，多数患者经治疗恢复后在体内形成抗体，常可通过患者临床表现鉴别。

4．毛囊炎 该疾病常由细菌、真菌、病毒等感染引起，表现为以毛囊为中心的红色丘疹，并伴痒、痛症状，最常见的部位为头皮、面部、大腿等，可通过皮肤镜或组织病理学检查鉴别两种疾病。

五、中医治疗

1．辨证论治

中药以清热、解毒、利湿为主。症状严重者，可治以清暑解毒、渗湿利尿，如清暑汤加青蒿、野菊花、大青叶等。

2．外治及其他治疗

（1）外搽：三黄洗剂、炉甘石洗剂（炉甘石、氧化锌、甘油）等，或六一散、止痒扑粉、痱子粉等。

（2）外洗：千里光、金银花、枯矾。如痱子密集、渗出，有脓点感染趋势，加苦参、野菊花、紫花地丁；如瘙痒不耐加乌梢蛇、蛇床子。将上药煎煮、浓缩，晾凉后装瓶放冰箱里备用。使用时倒入适量于水中，外洗，1天

1 次，时间 10 ~ 15 分钟。

（3）搔破染毒者，青黛散麻油调搽。

（4）饮食疗法：绿豆煮熟，薄荷煎汤加糖和入，代茶饮。

第十章
水　　痘

一、疾病概述

水痘是由水痘时邪（水痘 – 带状疱疹病毒）引起的一种以皮肤出疹为主的急性呼吸道传染病。《小儿卫生总微论方·疮疹论》中说：“其疮皮薄，如水疱，破即易干者，谓之水痘。”描述了水痘的基本特征。本病临床以发热，皮肤黏膜分批出现红色斑丘疹、疱疹、结痂，且同时存在为主要特征。因其疱疹内含水液形态椭圆，状如豆粒，故称为水痘，由于水痘疱疹形态不同，尚有“水疱”“水花”“水疮”等别名。本病一年四季均可发生，以冬春两季发病最多。任何年龄皆可发病，以 6 ~ 9 岁学龄期儿童最为多见。

西医学亦称水痘。认为本病主要由水痘患者或隐性感染者通过呼吸道传播病毒，其次可接触疱浆而感染水痘。发疹前 24 小时至皮疹结痂为止均有传染性。本病传染性极强，人群普遍易感，可在集体机构发生流行。一般预后良好，一次感染水痘大多可获持久免疫，二次感染者极少。仅少数体虚感邪重者可发生内陷厥阴或邪毒闭肺之变证，甚危及生命。

二、病因病机

本病主要因外感水痘时邪，蕴郁肺脾。湿热蕴蒸，透于肌表而致。病位在肺脾。

1. 外感病因　中医认为外感时行风温湿热邪毒，是引起水痘发病的主要原因，冬春之季，时行风温，湿热邪毒袭于肺卫，肺失宣肃，湿热相搏，透于肌肤，发为水痘。

2. 正虚病因　小儿肺脏娇嫩，肺主皮毛，开窍于鼻而属卫，温邪上受，合风温湿热邪毒为患，首先犯肺，肺常虚而卫外不足，不能抗邪于外，则易为风温湿热邪毒所侵袭。因此，正不胜邪是水痘发病的主要内在原因。

水痘时邪经呼吸道口鼻入侵，致肺气失宣，故病初有发热、流涕、咳嗽等肺卫表证；若邪毒进一步蕴结肺脾，脾失运化，水湿内停，与邪毒搏结蕴结，湿热蕴蒸，透于肌表，则疱疹布露，发为水痘，此时多为轻证，时邪仅犯肺脾两经；因正盛邪轻，故水痘稀疏，疹色红润，疱浆清亮，之后湿毒随疹透清解，疱疹结痂向愈。若患儿体弱，感邪重，邪毒炽盛，内犯气营，则见壮热，烦躁，口渴，面红目赤，水痘密集，疹色暗紫，疱浆混浊等邪炽气营证。邪炽气营阶段，因体虚邪毒化火，正不胜邪，易内陷转为变证，出现昏迷、抽搐等邪毒内陷厥阴心肝之证；或高热、咳嗽、气喘、鼻煽、口唇青紫等邪毒闭肺之证。并发变证者，严重者可危及生命。

西医病因病机：主要由水痘－带状疱疹病毒（varicella-zoster virus，VZV）造成。VZV 存在于患者的呼吸道分泌物、疱疹和血液中，经飞沫或直接接触疱液而传染，已知 VZV 可经医疗器械传播。VZV 主要经呼吸道侵入，在黏膜上生长繁殖，然后进入血和淋巴液，在网状内皮细胞内第二次繁殖引起败血症和全身病变。主要损害部位在皮肤，偶尔累及内脏。皮疹分批出现与间歇性败血症有关。随后出现特异性免疫反应，败血症消失，症状缓解。当免疫功能低下时易发生严重的全身播散性水痘。

三、临床表现

1．病史　常在发病前 2～3 周有水痘接触病史。

2．临床表现　典型水痘分为疹前期和出疹期。

（1）疹前期：起病急，初起发热体温大多不高，有咳嗽、清涕、食少等症。

（2）出疹期：全身皮疹常在 1～2 天内出现，始见于头皮、面部，为红色斑丘疹，很快变成疱疹，疱疹呈椭圆形，大小不一，内含水液，疱浆清亮，周围红晕，常伴有瘙痒，继而结痂，痂盖脱离后不留瘢痕。皮疹以躯干部较多，四肢少。分批出现，此起彼落，在同时期，斑丘疹、疱疹、干痂并见。病情严重者，出现壮热烦躁、神志模糊、咳嗽气喘、鼻煽、唇紫，或昏迷抽搐及全身水痘稠密，甚累及口咽、阴部出现溃疡性损害，或皮疹出之不畅，疹色暗紫，疱浆混浊，周围红晕显露，肤痒难忍。

3．辅助检查　血常规示白细胞总数正常或稍高。

四、鉴别诊断

1．脓疱疮　脓疱疮好发于炎热夏季，以头面、颈项四肢等暴露部位多见，躯干少见。病初为红斑丘疹，继而为水疱，疱浆混浊成脓疱，根盘红晕显著，壁薄易破溃，脓液干涸后结成黄绿色厚痂，痂落后不留疤。

2．丘疹样性荨麻疹 多见春夏之交，可因虫咬过敏所致，好发于婴幼儿。多见于四肢与腰背，初为红色丘疹，有时丘疹中央有水疱，继而顶部略似疱疹，黄豆大小，较硬，不易破损，10天左右逐渐结痂后消退，有浅褐色色素沉着，皮疹奇痒不舒，夜睡不安，遇热加剧，易反复出现。

3．带状疱疹 春秋季多见，儿童时有发生，成人多见。发病急骤，起病即见红斑、丘疹、疱疹，疱壁薄、紧张发亮，周围红晕，疱疹密集成簇，或可融合成片，或累累如串珠样，沿一侧肋间成条状排列，局部皮肤刺痛及痒感；疱疹之间皮肤颜色正常，2～3周后皮疹干枯结痂而愈。

五、中医内治

本病的中医治疗以清热化湿解毒为基本治则。根据不同证型，分别治以疏风清热、利湿解毒、清气凉营、解毒渗湿。对邪陷心肝、邪毒闭肺之变证，治以清热解毒、镇惊开窍、开肺化痰，必要时应采取中西医结合抢救治疗。

1．邪伤肺卫证（风热轻证）

证候：发热恶寒，或无发热，鼻塞流涕，喷嚏，咳嗽，1～2天后分批出现皮疹，初为斑疹、丘疹，继而疱疹、结痂，疹色红润，疱疹呈椭圆形，疱浆清亮，根盘红晕，分布稀疏，此起彼伏，以躯干为中心，呈向心性分布，伴有痒感。舌苔薄脉浮数，或指纹紫。

证候分析：水痘时邪从鼻而入，蕴郁于肺脾，肺卫失宣，故有发热恶寒、鼻塞咳嗽等肺卫表证；脾失健运，内湿与时邪相搏，透于肌表，故皮肤分批出现斑丘疹疱疹。本证正盛邪轻，时邪只犯肺脾两经。

治法：疏风清热，利湿解毒。

处方：银翘散加减。

常用药：金银花、连翘、竹叶、薄荷、荆芥、牛蒡子、桔梗、黄芩。发热、咽痛者，加桑叶、射干、玄参；咳嗽有痰者，加杏仁、浙贝母；皮肤瘙痒者加防风、蝉蜕、地肤子；疱疹密集色红者加蒲公英、车前子、六一散等。

2．气营两燔证（毒热重证）

证候表现：壮热烦躁，口渴欲饮，面赤唇红，口舌生疮，疱疹稠密，疱底红晕较著，疹点红色，或见紫暗，疱液混浊，牙龈红肿，疼痛，大便干结，小便短赤。舌质红绛，舌苔黄糙，脉数有力。

治法：清热凉营。

处方：解毒清营汤加减。

常用药：水牛角、金银花、连翘、玄参、生地黄、竹叶心、赤芍、牡丹皮、黄连、麦冬、丹参。壮热不退，烦躁不安，口渴引饮，气分热证尤甚者，加生石膏、知母；疹色深红，或见紫暗者，加紫草、栀子；牙龈肿痛者，加紫花地丁；大便干结者，加生大黄、玄明粉等。

3．毒陷心肝证

证候表现：高热不退，头痛呕吐，迷糊嗜睡，或昏迷抽搐，疱稠液浊，疹色紫暗，舌质红绛，舌苔黄厚，脉数有力。

治法：清热解毒，镇惊息风。

处方：清胃解毒汤加减。

常用药：升麻、黄连、黄芩、生地黄、羚羊角粉（冲服）、钩藤、地龙、全蝎。神识昏迷抽搐频繁者，合用安宫牛黄丸；壮热不退者，加柴胡、寒水石。

4．毒染痘疹证

证候表现：发热不退，疱疹破溃，疱液混浊，或见流出脓液，皮肤焮红肿痛，甚则溃烂、坏疽，舌质红，苔舌黄厚，脉数有力。

治法：清热解毒、消肿止痛。

处方：仙方活命饮加减。

常用药：金银花、当归尾、赤芍、乳香、没药、白芷、天花粉、穿山甲、皂角刺、甘草。痘破流脓合五味消毒饮，也可取药液熏洗局部；大便干结可加调胃承气汤。

六、其他疗法

（一）中成药

1．板蓝根冲剂 用于水痘疾病初起，邪郁卫气，皮疹稀疏疱液清亮者。

2．六神丸 用于水痘壮热不退，咽喉红肿，皮疹稠密者。

3．牛黄镇惊丸 用于水痘热毒内陷心肝，壮热、神昏、抽搐者。

4．双黄连注射液 用于水痘重证，毒热炽盛，壮热不退，烦躁不安者。

5．清开灵注射液 用于水痘重症，壮热不退，神识昏迷，四肢抽搐者。

（二）药物外治

1．青黛适量布包，扑撒疱疹局部，每日 1～2 次，用于水痘肤痒、疱疹破溃者，有助结痂。

2．黄连膏，涂搽于疱疹局部，每日 1～2 次，用于疱疹成疮，或干靥而痛者。

3．金银花、连翘、六一散、车前子各 10g，紫花地丁 15g，加水 100ml，煎煮去药渣，将药液倒入盆中，待凉让患儿沐浴 20～30 分钟，每日 1 次，连续 2～3 次。用于水痘疱疹稠密、疱液清亮、肤痒不舒者。

4．青黛 60g，煅石膏、滑石各 120g，黄柏 30g，冰片、黄连各 15g，共研细末。取药末适量，加麻油调和成稀糊状，外涂患处，每日涂搽 3 次，连续 3～5 日，用于水痘疱疹稠密、疱液清亮、肤痒不舒者。

5．金银花、连翘、蒲公英、野菊花、薏苡仁、车前草各 20g，赤芍、生甘草各 10g，土茯苓 3g，黄柏 15g，煎煮去渣，药液倒入盆中待凉，让患儿沐浴，每次 20～30 分钟，连用 2～3 日。适用于水痘疱疹稠密、疱液混浊、肤痒不舒者。

七、调理防护

1．本病流行期间，少去公共场所。

2．妊娠早期孕妇接触水痘后，应给予水痘－带状疱疹免疫球蛋白肌内注射，如患水痘应终止妊娠，避免发生先天性水痘综合征。

3．控制传染源。水痘患儿应隔断至疱疹结痂为止。已接触水痘者应检疫 3 周，并立即给予水痘减毒活疫苗肌内注射；被水痘患儿污染的被服及用具，应进行消毒。

4．对使用大剂量肾上腺皮质激素免疫抑制剂患儿，及免疫功能受损、恶性肿瘤患儿，在接触水痘 72 小时内可肌内注射水痘－带状疱疹免疫球蛋白，以预防本病；已发生水痘者应立即减量或停用。

5．对水痘伴发热的患儿，应避免使用水杨酸制剂，以免发生瑞氏综合征。

6．保持室内空气新鲜及皮肤清洁。

7．对重症水痘患儿应密切观察病情变化，及早发现变证。

八、临床医案

王某，女，7 岁。

主诉：头面胸部见水疱、结痂，伴瘙痒 1 周。

现病史：患儿肌肤白皙，平素易感冒，一周前发热、微咳，随之头面胸部出水疱，色淡红，微痒。按水痘予西药抗病毒治疗，热退，但水痘不消，现见水疱色红微痒，个别结痂，胸部较多，伴纳呆神疲，舌淡苔腻，脉细弱。

西医诊断：水痘。

中医诊断：水痘——邪伤肺卫证。

治法：疏风清热解毒。

处方：桂枝汤加减。

桂枝 5g	赤芍 5g	炙甘草 3g	生姜 3g
大枣 3 枚	黄芪 9g	僵蚕 5g	川芎 3g
蝉衣 3g	连翘 9g	佩兰 5g	滑石 5g
芦根 9g			

3 剂后，精神振，知饥索食，水痘结痂而愈。

其效之速实属意外，该方实系桂枝汤加活血疏通、清热解毒、利尿除湿、益气扶正之味而成。

（案源：叶天士治疗水痘的经验探析 [1]）

1 侯勤兴，冶少维. 叶天士治疗水痘的经验探析 [J]. 内蒙古中医药，2011，30（6）：130–131.

第十一章
奶麻（幼儿急疹）

一、疾病概述

幼儿急疹（exanthema subitum，ES），是婴幼儿期一种由人疱疹病毒6型、7型（风热时邪）引起的较轻型急性传染病。临床表现为高热骤起，3～4天后热退出疹，疹为玫瑰色小丘疹，小如针尖。冬春季节多见，先见于躯干，很快扩及全身，压之褪色，无痒感，1～2天内消退。中医称为奶麻、奶疹。西医又称婴儿玫瑰疹，是婴幼儿常见的一种急性发热发疹性疾病。

二、病因病机

本病的发生多因外感风热时邪，郁于肌肤，与气血蕴结所致。由于邪毒较轻，病变一般仅伤及肺卫，而若失治误治，亦可因邪毒炽盛而出现高热、惊厥、烦渴、皮疹融合不消等气营两燔之变证。

三、临床特点

奶疹初起高热39～40℃，并持续3～4天，伴轻咳流涕或纳减呕恶、大便溏薄等症，随后热退疹出，全身可见细沙样玫瑰色丘疹，但面部及四肢远端较少皮疹，疹后1～2天即可消退，无色素沉着及脱屑。

四、鉴别诊断

本病应与麻疹、风疹相鉴别。

1．麻疹 本病患儿在发热期间精神、食欲均较好，它的特点是热退疹出，疹子在1～2天内自行消退。麻疹大多精神倦怠，不思饮食，具有咳嗽、流涕、喷嚏、鼻塞等上呼吸道症状。当疹出时热势更盛，皮损一般是从头面、发际开始，遍及全身，出疹时间也比幼儿急疹长。

2．风疹 风疹多发生于冬春季节，发热较轻，一般38℃左右，伴见咳嗽。特殊的皮疹细小如沙，色淡红，并有枕后淋巴结及耳后淋巴结肿大。发病的患儿年龄以幼儿居多，也可见于学龄儿童。与本病鉴别主要是出疹时间，疹形及年龄。幼儿急疹是好发于1岁以内的婴儿，皮疹鲜红，疹形比风疹大，且为热退疹出。

五、中医内治

本病的治疗以疏风清热，凉血解毒为主，分轻症、重症治疗。

1. 热毒内蕴证

证候：轻症者，发热不甚，疹点稀疏，疹色淡红。

证候分析：外感风热时邪，郁于肌肤，与气血搏结所致。

治法：疏风清热解毒。

处方：银翘散或五味消毒饮加减。

常用药：金银花、连翘、淡豆豉、竹叶、牛蒡子、荆芥、薄荷、桔梗、芦根等。若大便溏薄，加紫苏、藿香、葛根、白扁豆；若皮肤瘙痒，加蝉蜕、白鲜皮。

2. 热入营血证

证候：重证者高热口渴，烦躁不宁，疹色鲜红或紫暗，疹点密集，融合成片。

证候分析：为风热之邪扰及营分所致。

治法：清热解毒凉血。

处方：透疹凉解汤合化斑解毒汤加减。

常用药：金银花、菊花、连翘、蝉衣、薄荷、大青叶、黄连、生石膏、生地黄、牡丹皮、赤芍、玄参。若大便干结难解，加生大黄、瓜蒌子；若口渴甚，加天花粉、芦根；若腹胀纳少，加枳壳、神曲。

六、特色外治

1. 针灸 取穴大椎、曲池、合谷、足三里。对高热患儿用强刺激泻法，持续捻针3～5分钟，不留针。用于奶麻高热者。

2. 外洗

（1）桑叶、板蓝根各15g，连翘10g，加水煎煮，去渣取液，以药液熏洗，每次15～20分钟，每日1～2次，连续1～2日。

（2）紫浮萍30g，白鲜皮10g，加水煎煮，去渣取液，洗浴，每次15～20分钟，每日1次，连续1～2日。

七、调理防护

1. 患儿应卧床休息，给予适量水分，若幼儿为母乳喂养，母亲应清淡饮食，忌食辛辣刺激等物。

2. 注意隔离，避免交叉感染，适当补充维生素 B、维生素 C 等。

3. 高热时可给予物理降温，出现惊厥则及时止惊。